国家出版基金项目
NATIONAL PUBLICATION FOUNDATION

总策划　复旦大学医学科普研究所

总主编　樊　嘉　院士　董　健　所长

肿瘤防治专家

聊健康热点

刘天舒　周　俭　吴　炅　梁晓华
（主　编）

U0198486

上海科学技术文献出版社
Shanghai Scientific and Technological Literature Press

图书在版编目（CIP）数据

肿瘤防治专家聊健康热点 / 刘天舒等主编 . —上海：上海科学技术文献出版社，2024

（医学专家聊健康热点 . 复旦大健康科普丛书 / 樊嘉，董健主编）

ISBN 978-7-5439-9050-0

Ⅰ . ①肿… Ⅱ . ①刘… Ⅲ . ①肿瘤—防治 Ⅳ . ① R73

中国国家版本馆 CIP 数据核字（2024）第 075583 号

书稿统筹：张　树
责任编辑：苏密娅
封面设计：留白文化

肿瘤防治专家聊健康热点

ZHONGLIU FANGZHI ZHUANJIA LIAO JIANKANG REDIAN

刘天舒　周　俭　吴　炅　梁晓华　主编

出版发行：上海科学技术文献出版社
地　　址：上海市淮海中路 1329 号 4 楼
邮政编码：200031
经　　销：全国新华书店
印　　刷：商务印书馆上海印刷有限公司
开　　本：720mm×1000mm　1/16
印　　张：15.25
字　　数：191 000
版　　次：2024 年 10 月第 1 版　2024 年 10 月第 1 次印刷
书　　号：ISBN 978-7-5439-9050-0
定　　价：68.00 元

http://www.sstlp.com

丛书编委会

总主编：樊　嘉（中国科学院院士、复旦大学附属中山医院
　　　　院长）

　　　　董　健（复旦大学医学科普研究所所长、复旦大学附
　　　　属中山医院骨科主任）

编委会委员（按姓氏笔画排序）：

丁　红	王　艺	毛　颖	仓　静	李　娟	杨　震	吴　炅
吴　毅	汪　昕	张　颖	陈　华	林　红	周　俭	姜　红
洪　维	徐　虹	高　键	虞　莹	丁小强	马晓生	王小钦
王达辉	王春生	亓发芝	任芸芸	华克勤	刘天舒	刘景芳
江孙芳	孙建琴	孙益红	李小英	李益明	余优成	沈锡中
宋元林	陈海泉	季建林	周平红	周行涛	郑拥军	项蕾红
施国伟	顾建英	钱菊英	徐辉雄	郭剑明	阎作勤	梁晓华
程蕾蕾	臧荣余	漆祎鸣	谭黎杰			

本书编委会

主　编：刘天舒　周　俭　吴　炅　梁晓华

副主编：徐晓晶　季笑宇　王懿辉

编　者（按照姓氏笔画排序）：

于　珊	王　玉	王　宇	王　清	王玉龙	王碧芸	王蕴珺
尤　超	艾罗燕	史荣亮	成文武	朱永学	向　俊	刘　亮
刘　涛	江一舟	汤立晨	李　云	李　伟	李　婷	李　静
李佳伟	李端树	杨舒雯	吴　毅	余科达	沈镇宙	初钊辉
张晓菊	张凌云	陈嘉健	邵志敏	林　浩	罗幼君	季笑宇
周皓洁	郑　莹	赵明川	赵智锦	胡夕春	柳光宇	俞晓立
姚蓉蓉	秦旖旎	顾雅佳	候胜群	徐晓晶	黄　亮	黄若凡
黄晓燕	常　才	渠　宁	梁　立	葛蒙晰	韩　序	嵇庆海
詹　琼	魏文俊					

总序

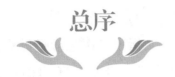

　　上海医学院创建于 1927 年，是中国人创办的第一所"国立"大学医学院，颜福庆出任首任院长。颜福庆院长是著名的公共卫生专家，还是中华医学会的创始人之一，他在《中华医学会宣言书》中指出，医学会的宗旨之一，就是"普及医学卫生"。上海医学院为中国医务界培养了一大批栋梁之材，1952 年更名为上海第一医学院。1956 年，国家评定了首批，也是唯一一批一级教授，上海第一医学院入选了 16 人，仅次于北京大学，在全国医学院校中也是绝无仅有。1985 年医学院更名为上海医科大学。2000 年，复旦大学与上海医科大学合并组建成复旦大学上海医学院。历史的变迁，没有阻断"上医"人"普及医学卫生"的理念和精神，各家附属医院身体力行，努力打造健康科普文化，形成了很多各具特色的科普品牌。

　　随着社会的发展，生活方式的改变，传统的医疗模式也逐渐向"防、治、养"模式转变。2016 年，习近平主席在全国卫生与健康大会上强调"要倡导健康文明的生活方式，树立大卫生、大健康的观念，把以治病为中心转变为以人民健康为中心"。自此，大健康的概念在中国普及。所谓"大健康"，就是围绕人的衣食住行、生老病死，对生命实施全程、全面、全要素地呵护，是既追求个体生理、身体健康，也追求心理、精神等各方面健康的过程。"大健康"比

"健康"的范畴更加广泛，更加强调全局性和全周期性，需要大众与医学工作者一起参与到自身的健康管理中来。党的二十大报告提出"加强国家科普能力建设"，推进"健康中国"建设，"把人民健康放在优先发展的战略地位"，而"健康中国"建设离不开全民健康素养的提升。《人民日报》发文指出，医生应把健康教育与治病救人摆在同样重要的位置。健康科普的必要性不言而喻，新时期的医生应该是"一岗双责"，一边做医疗业务，同时也要做健康教育，将正确的防病治病理念和健康教育传播给社会公众。

为此，2018 年 12 月 26 日，国内首个医学科普研究所——复旦大学医学科普研究所在复旦大学附属中山医院成立。该研究所由国家科技进步二等奖获得者董健教授任所长，联合复旦大学各附属医院、基础医学院、公共卫生学院、新闻学院等搭建了我国医学科普的专业研究平台，整合医学、传媒等各界智慧与资源，进行医学科普创作、学术研究，并进行医学科普学术咨询和提交政策建议、制定相关行业规范，及时发布权威医学信息，打假网络医学健康"毒鸡汤"，改变网络上的医疗和健康信息鱼龙混杂让老百姓无所适从的状况，切实满足人民群众对医学健康知识的需求，这无疑是对"上医精神"的良好传承。

为了贯彻执行"大健康"理念和建设"健康中国"，由复旦大学医学科普研究所牵头发起，组织复旦大学上海医学院各大附属医院的专家按身体系统和"大专科"的分类编写了这套"医学专家聊健康热点（复旦大健康科普）丛书"，打破了以往按某一专科为核心的科普书籍编写模式。比如，将神经、心脏、胃肠消化、呼吸系统的科普内容整合，不再细分内外科，还增加了肿瘤防治、皮肤美容等时下大众关注的热门健康知识。本丛书共有 18 本分册，基本涵盖了衣食住行、生老病死等全生命周期健康科普知识，也关注心理和精神等方面的健康。每个分册的主编均为复旦大学各附属医院著名教授，都是各专业的领军人物，从而保证了内容的权威性和科学性。

　　丛书中每个小标题即是一个大众关心的医学话题或者小知识，这些内容精选于近年来在复旦大学医学科普研究所、各附属医院自媒体平台上发表的推文，标题和内容都经过反复斟酌讨论，力求简单易懂，兼具科学性和趣味性，希望能向大众传达全面、准确的健康科普知识，提高大众科学素养和健康水平，助力"健康中国"行动。

樊嘉

中国科学院院士

复旦大学附属中山医院院长

董健

复旦大学医学科普研究所所长

复旦大学附属中山医院骨科主任

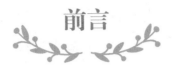

前言

    在肿瘤诊断与治疗方式日新月异，医学发展极速向前的时代大背景下，肿瘤患者的生存周期正在延长。《关于新时代进一步加强科学技术普及工作的意见》中重点强调：坚持把科学普及放在与科技创新同等重要的位置，强化全社会科普责任。

    随着全面推进大健康科普的浪潮迭起，大众对肿瘤诊治的认识也正在提升，"早诊早治"理念逐渐走进大众心里。由此，进一步提高大众对肿瘤的认知和对肿瘤诊疗新方法、新理念的理解，以大众喜闻乐见的科普形式进行肿瘤预防知识传播成为真正实现大健康社会的重要一环。

    "医学专家聊健康热点（复旦大健康科普）"丛书由复旦大学医学科普研究所牵头发起，组织复旦大学各大附属医院的专家按身体系统和"大专科"分类编写。《肿瘤防治专家聊健康热点》一书聚焦全身肿瘤疾病，综合不同瘤种领域专家学者在临床和日常诊疗当中遇到的具有"共性"与"代表性"的疾病问题，以平实简单的语言——进行解答，方便读者理解和应用，为肿瘤患者、家属及大众提供一份兼具实用性与趣味性的肿瘤领域健康科普"问答手册"。

    本书在来自三家医院、六十多位不同肿瘤领域医生的共同努力下完成，内容聚焦消化道肿瘤、胸部肿瘤、头颈部肿瘤和血液系统肿瘤。长期工作在一线，与众多肿瘤患者及家属相处，我们深知肿瘤的发生给患者和家属带来的痛苦与焦虑，也深深理解社会大众对肿瘤疾病的恐惧心理。因此，我们期待本书的出版不仅能够向读者分享肿瘤诊疗知识，深化人们对肿瘤"早诊早治"的理解，同时也能够在肿瘤诊治全病程管理中，为患者传递治疗信心，为大众消弭疾病焦虑。

让健康中国战略与肿瘤防治事业在医务工作者和大家的共同努力下，迈向高质量发展的下一篇章。

刘天舒

复旦大学附属中山医院肿瘤预防与筛查部主任
复旦大学附属中山医院肿瘤内科主任，教授

周俭

复旦大学附属中山医院常务副院长
中国医学科学院学部委员，教授

吴炅

复旦大学附属肿瘤医院常务副院长
中国抗癌协会乳腺癌专业委员会第九届委员会主任委员，教授

梁晓华

复旦大学附属华山医院肿瘤科主任，教授

2024 年 5 月

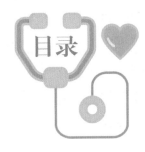

目录

胸部肿瘤热点问题

头颈部肿瘤热点问题

血液系统肿瘤热点问题

处方笺

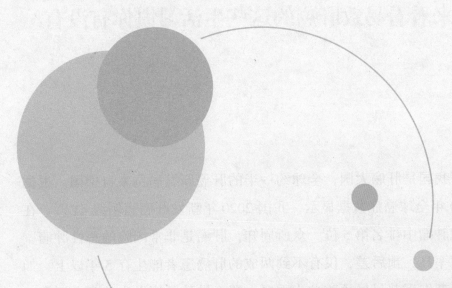

消化道肿瘤
热点问题

医师：＿＿＿＿＿＿＿＿＿＿＿＿＿

临床名医的心血之作……

肝癌

快来看看易致肝癌的这些生活习惯你有没有?

我国是肝癌大国,全球约一半的肝癌新发病例来自中国。根据 2020 年全球癌症数据显示,我国 2020 年新发肝癌病例约 41 万,在恶性肿瘤中排名第 5 位。众所周知,肝癌是非常凶险的恶性肿瘤,发病率高,预后差,仅有不到两成的肝癌患者能生存 5 年以上。如何早期发现并尽早预防尤为重要。那么导致肝癌发生的不良因素,你知道有哪些吗?

(1)首先,乙肝或丙肝是我国肝癌发生的主要危险因素。病毒性肝炎、肝硬化、肝癌是最常见的肝癌三部曲。所以有肝炎病史的人群,应及时就诊,必要时应行规范的抗病毒治疗,并定期行超声和甲胎蛋白等筛查。

(2)酒精性肝炎也是不容小觑的肝癌危险因素,酒精需要在肝脏内进行代谢,酗酒会加重肝脏负担,所以为了肝脏的健康,还是戒酒或少饮酒为宜。

(3)三高(高血脂、高血糖、高血压)是很多疾病的危险因素,当然也是肝癌发生的危险因素之一,尤其是高血脂,可以引起非酒精性脂肪肝,脂肪肝发展成肝癌的风险比普通人群要高很多。所以要合理调整膳食结构、均衡营养,多吃高纤维、高蛋白食物。

（4）睡眠不足可以使机体机能下降，因此保证睡眠时间和睡眠质量是让肝脏充分休息的关键。

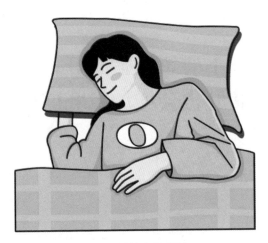

图 1　保持充足睡眠

（5）"郁伤肝"绝不是空穴来风，注重心理健康，不要让各种不良情绪影响自己。

（徐晓晶）

不要忽视脂肪肝，
脂肪肝也会增加患肝癌风险

目前，世界范围内每 100 个普通成年人中就有 20~30 位脂肪肝患者，而在肥胖症患者中，这一比例高达 60%~90%。随着经济发展和生活方式的改变，我国脂肪肝发病人数迅速增加，而且呈现出低龄化趋势。

什么是脂肪肝?

脂肪肝又叫作脂肪性肝病，根据发病原因还可分为酒精性脂肪肝和非酒精性脂肪肝。脂肪肝往往不是一种独立疾病，患上脂肪肝的人群通常还会伴随三高问题。

肝脏癌变三部曲

很多人对脂肪肝不以为意，但是一不小心脂肪肝就会变成肝癌了。

虽然脂肪肝不会一步就演化成肝癌。但是如果放任脂肪肝不管，久而久之脂肪肝就会变成肝炎。肝炎会严重破坏肝脏细胞，从而导致肝脏的功能遭到伤害，如果这种情况不赶紧治疗，真的肝硬化了就麻烦了。肝硬化不可逆转，也无法治愈。肝硬化会使肝细胞破裂死亡，早期的肝硬化不会引起癌变，但是如果遭到不良的刺激，癌变的概率就会大大提高。

脂肪肝怎么治疗？

首先要看脂肪肝发展到哪一步了。有些人只是肝脏里面脂肪多，但是没有产生破坏作用，血液指标正常，肝脏里面没有炎症、纤维化等表现，这种情况下严格控制饮食，加强运动，就有可能改善脂肪肝，使肝脏回归正常状态。肥胖人群需要减重，研究已经证明，只要减轻 5%~7% 的体重，脂肪肝就可以得到改善，如果减少 10% 的体重且维持 1 年以上，脂肪肝就基本痊愈了，甚至肝纤维化也可以得到逆转。

有一些人肝细胞里面的脂肪虽然不是很多，但是这些脂肪产生了破坏作用，就是医生说的"脂毒性"，肝脏组织进而出现了炎症和纤维化。通常还会伴随血糖、血脂、血压升高，或者合并有心血管疾病，这部分人必须到医院积极就诊，通过药物进行干预。

如何预防脂肪肝呢？

（1）调节饮食结构。为了保护好我们的肝脏，日常生活中必须注意保持良好的饮食习惯，调节饮食结构，不能暴饮暴食，也不能过度抽烟喝酒。

（2）保证充足且高质量的睡眠。人如果没有充足的睡眠时间，会引起肝脏血液流通受阻，对我们的肝细胞代谢产生影响。

（3）坚持运动。运动能够帮助人体消耗脂肪，脂肪量减少、体重降低，都能很好地缓解病情。

（4）保证心情舒畅。平时养肝除了配合膳食之外，也要注意保持自己心情的愉悦和舒畅，即使发怒也能尽快使自己平静下来。

（徐晓晶）

哪些体检项目能识别早期肝癌？

　　肝癌早期根据个人体质不同，产生的临床症状可能有所不同，但一般检查项目是可以筛查出来的。常规体检项目应包括乙肝、丙肝病毒的筛查以及肝脏 B 超和血清甲胎蛋白检查（AFP）等。

　　甲胎蛋白（AFP）是目前常用的血液检测方式。我国 60% 以上肝癌患者的血清中 AFP > 400 微克 / 升。95% 的肝癌患者具有乙肝病毒（HBV）感染的背景，10% 有丙肝病毒（HCV）感染背景，还有部分患者 HBV 和 HCV 重叠感染。如果在病毒性肝炎基础上合并 AFP > 400 微克 / 升，要高度怀疑肝癌的可能，需尽早完善超声和影像学等检查，做到早发现、早诊断、早治疗。

　　肝脏超声检查是最常用的非侵入性检查，常用于肝癌的筛查。增强 CT 可清楚地显示肝癌的大小、数目、形态、部位、边界、肿瘤血供情况，以及与肝内管道的关系，对于进一步明确诊断，与其他良性肝脏占位相鉴别，明确肝癌的分期分级及指导治疗和判断预后有重要意义。肝脏特异性 MRI 能够提高小肝癌检出率，同时对肝癌与肝脏局灶性增生结节、肝腺瘤等的鉴别有较大帮助，可以作为 CT 检查的重要补充。此外，PET-CT、肝动脉造影也可用于肝癌的筛查。

（徐晓晶）

所有肝癌患者都适合手术治疗吗？

目前，手术切除仍是肝癌最为有效的治疗方式之一。但患者是否可以进行手术切除，要根据肝癌的分期、患者的身体状况综合决定。一般来说，如果是早期的肝癌，手术可以达到根治性的效果，能够显著延长患者的生存时间。但如果是中晚期的肝癌，无法通过手术完整切除肿瘤，或者虽然也可以行手术切除，但短时间内可能会出现疾病复发，不能达到根治性切除的目的。因此，对于中晚期肝癌患者来说，可以选择介入、放疗、化疗、靶向、免疫治疗等综合性治疗方式，以延长生存时间，提高生活质量。

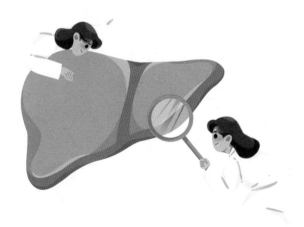

图 2　肝癌的治疗

通过综合治疗，有些患者可以达到减少肿瘤负荷、改善肝功能、提高残余肝体积等效果，将不可切除肝癌转化为可切除肝癌。但是值得注意的是，转化治疗过程中需要对患者进行动态的评估，包括对肿瘤的评估、患者体力状态的评估等，严格把控患者的手术时机。

（徐晓晶）

肝癌患者术后为什么会出现免疫力低下？

　　人体免疫力是抵抗外界刺激的生理性防线。但当人们生病后，已经提示这道无形的生理防线出现了"漏洞"，肌体免疫力出现了下降。再经历手术打击后，机体免疫力会进一步降低。无论是大手术，还是小手术，各种器械的创伤、麻醉药的伤害以及术中可能需要的输血等均可导致人体免疫力下降。而手术后的伤口愈合及组织再生则需要消耗机体很多的能量，所以肿瘤患者往往术后恢复时间会比普通人群要长，其中有一个很大的原因就是机体既需要更强的免疫力来抵抗外界的细菌和病毒，又要耗费"精力"促进伤口恢复。

　　一般来说，患者的免疫功能在术后一段时间，多为一个月左右，都能逐渐恢复。但是对于有基础疾病的患者或者部分肿瘤患者，短时间内依靠自身调节恢复到正常水平就很困难。患者朋友可以通过改善生活习惯尽快恢复免疫力，如加强营养、均衡膳食结构、合理补充维生素、适度运动或者保持愉悦的心情等。食补是简单、有效、快速提高机体免疫力的方法。此外，还可以通过药物支持来提高免疫力，比如一些免疫调节剂等，在一定程度上可以增加机体耐受力，进而延缓肝癌复发，提高肝癌患者的长期生存率。

（徐晓晶）

食管癌

食管癌的常见病因有哪些？

食管癌也称为食道癌，是常见的消化道肿瘤，全世界每年约有30万人死于食管癌。我国是世界上食管癌高发地区之一，每年平均病死约15万人。患者男性多于女性，发病年龄多在40岁以上。长期的饮酒及吸烟都是明确能导致食管癌发生的重要因素。因此，门诊中常会遇到中年或中老年男性的食管癌患者，而且大多数患者都有长期的饮酒和吸烟史。

食管癌的病因至今不明，但研究认为主要与以下几个因素有关：化学物质、真菌、缺乏维生素或某些微量元素以及烟酒、热饮、热食、口腔不洁等。化学病因主要来自亚硝胺，这类化合物及其前体分布很广，可在体内外形成，致癌性强。在高发区的膳食、饮水，甚至患者的唾液中，测得亚硝酸盐含量均远较低发区高，而亚硝酸盐在体内容易被还原为亚硝胺，我们日常使用的泡菜如果质量不过关的话，会存在很多的亚硝酸盐，所以友情提醒，泡菜要适当吃，要吃质量过关的、新鲜的泡菜。

有研究人员在某些高发区的粮食中、食管癌患者的上消化道中或切除的食管癌标本上，均能分离出多种真菌，其中某些真菌有致癌作用，有些真菌能使亚硝胺及其前体形成，更促进癌肿的发生。

所以真菌也是与食管癌发生有关的因素。此外缺乏钼、铁、锌、氟、硒等微量元素，或者缺乏维生素 A、维生素 B_2、维生素 C 以及动物蛋白、新鲜蔬菜、水果摄入不足，都会导致易感食管癌。所以大家平时要多吃水果，均衡饮食。

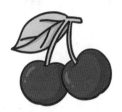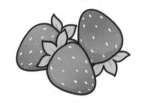

图 3　多吃水果

食管癌另外一个病因是长期的反流性的食管炎，这是西方国家食管癌发生的重要因素，而在我国由该病因导致食管癌的患者相对较少。

（艾罗燕）

食管癌有哪些典型的症状?

食管癌患者早期的临床症状常不明显，可能会出现吞咽粗硬食物时的哽咽感、胸骨后烧灼样、针刺样或牵拉摩擦样疼痛。通常食物通过食道时会比较缓慢，并且有停滞感或异物感。食管癌初期这种进食哽咽停滞感常通过吞咽水后缓解

哪些情况需要警惕食管癌（视频）

消失。但是随着疾病的进一步发展，这种症状可能就会慢慢加重。

食管癌中晚期的典型症状为进行性吞咽困难，先是难咽干的食物，继而是半流质食物，最后连水和唾液也不能咽下。患者常吐黏液样痰，这主要是下咽的唾液和食管的分泌物。患者会因病情的影响逐渐消瘦、脱水、全身无力。患者持续性胸痛或背部疼痛往往表明疾病已经进入晚期，因为背痛或胸痛往往意味着肿瘤已经侵犯食管外组织。当癌肿梗阻所引起的炎症水肿暂时消退，或部分癌肿脱落后，这种梗阻症状可以暂时减轻，故常误认为是病情好转。若癌肿侵犯喉返神经，可出现声音嘶哑；若压迫颈交感神经节，可产生 Horner 综合征；若侵入气管、支气管，可形成食管、气管或支气管瘘，出现吞咽水或食物时剧烈呛咳，如果异物进入气管或者支气管，会引发呼吸系统感染，这种情况需要立即禁食，马上就医。若有肝、脑等脏器转移，还可出现黄疸、腹腔积液、昏迷等状态。疾病的最后往往出现恶病质状态，逐步引起全身各脏器功能衰竭。

（艾罗燕）

哪些检查可以鉴别食管癌?

以往对食管癌的检查鉴别诊断方法主要依靠吞钡 X 线食管摄片,目前多数以内窥镜检查为主,结合内镜下超声、CT 等检查,将食管癌患者进行临床分期。

(1)胃镜检查。可以直接观察到微小病变,同时可以方便地钳取病灶组织进行病理检查,是食管癌确诊的必需手段。现在有无痛胃镜,可以大大减少胃镜检查引起的呕吐等不适感。

(2)超声内镜检查。食管癌的分期早或晚,并不是看肿瘤的大小,而是看肿瘤对食管壁的浸润深度。超声内镜检查可以观察肿瘤的浸润深度,尤其是对早期食管癌。因此,为了确定治疗方案,疑似早期食管癌患者进行超声内镜检查是一个很好的选择。

(3)颈部、胸部增强 CT。对于食管癌有没有累及纵隔淋巴结,肿瘤的横向侵犯范围,增强 CT 可以提供更多的信息。

(4)正电子发射断层显像。即 PET-CT 检查,这种方法对发现食管癌是否有全身转移较为简单方便,肿瘤转移到了什么地方一目了然。但是该检查价格较高,也有一定的假阳性和假阴性。

(5)肿瘤学标志物。食管癌常用的肿瘤标志物有鳞状细胞癌抗原、神经烯醇化酶等,可以结合影像学检查一起用于食管癌的诊断,还可以用于食管癌治疗后的随访及病情评估。

(艾罗燕)

为什么大多数食管癌，一发现就是中晚期？

早期肿瘤往往没有症状，食管癌也是这样的。早期食管癌，肿瘤仅仅侵犯突破黏膜或者黏膜下组织，这个时期的肿瘤患者是感觉不到症状的，或者即便有不适感也可能仅仅是短暂的、一过性的，人们不会对此格外留意，所以也就错过了能早期发现食管癌的机会。

当食管癌生长至一定的程度，比如肿瘤体积明显增大、肿瘤侵犯周围组织、食管管腔明显缩窄等才会出现临床症状。所以如果患者出现吞咽困难、消化道出血、疼痛等临床表现时，往往也说明肿块已经占据食管腔的 1/2 周或者是 1/3 周，肿瘤已经发展到了中晚期。所以食管癌给人们留下的印象就是，一经发现往往都是中晚期。临床上那些早期食管癌往往是通过胃镜检查发现的，而且需要较有经验的胃镜医生才能够发现，因为这些早期食管癌镜下表现也可能仅仅表现为黏膜的异常。所以，中老年人群建议在常规体检项目中加做胃镜，早发现、早诊断、早治疗才能提高食管癌的治疗效果、提升食管癌的总生存时间。当然，这个事情也告诫我们，食管反应迟缓，应该好好保护我们的食管，不要吃垃圾食品，不要进食过烫的食物，避免损伤食管黏膜，不要酗酒，避免酒精损伤食管，不要吃霉变的食物，减轻食管的消化负担。只有从小事上爱护我们的食管，食管才能更长久地担负起它的职责。

（艾罗燕）

食管癌患者营养不良有哪些表现形式？

肿瘤患者营养不良的表现形式是多种多样的。对于食管癌患者而言，营养不良是一个比较大的临床问题。常见的表现形式是营养摄入不足所导致的，包括以下常见类型。

（1）蛋白质摄入不足：有些患者在手术后不敢进食，或者是有些食管癌和胃癌患者因为消化道梗阻，进食有障碍，以及家属也担心吃多了不消化等问题，会以"汤"作为进食的主要内容，但是由于汤的主要成分是水和脂肪，导致没有足够的蛋白质摄入，部分患者会逐渐消瘦，也有患者会出现水肿的"虚胖"情况。

（2）维生素缺乏：维生素顾名思义就是维持生命的要素，如果患者偏食或者挑食，就容易出现维生素缺乏的情况。不同的维生素有不同的功用，维生素缺乏会产生相应的症状和后遗症。比如维生素 A 缺乏，会引起视觉功能减退；维生素 D 缺乏会引起钙吸收差、血钙降低等。

（3）电解质和微量元素缺乏：电解质和微量元素种类很多，虽然人体对它们的需要量不是非常多，但是缺少依然会对肌体产生严重的不良后果。

（4）脂肪缺乏：随着经济和生活水平的提高，大家越来越向往苗条的体形，事实上，脂肪也是人体不可缺的营养组成部分。脂肪是人体的组成成分，我们的细胞膜就离不开脂肪成分；脂肪在婴幼儿时期脑和智力的发育中也有着不可替代的作用。

（5）水不足：水在自然界中几乎处处可见，就因为它的常见性，使得大家对它的重要性总是容易忽视。"每天8杯水"虽然是不太精确的说法，但是它非常明确地提示我们，水是肌体不可或缺的重要组成部分。

（艾罗燕）

食管癌治疗期间如何进行营养支持？

　　因为食管癌患者的营养状态和营养评分比较差，所以在治疗前首先要先评估患者的营养状态。第一个指标是体重指数，根据患者的身高和体重可以计算出体重指数（BMI）；另一个指标就是在一个月之内体重下降的数值以及食物摄入是否困难。

　　食管疾病的患者往往会出现吞咽困难的症状，进食量减少，所以在治疗之前首先要判断其体重指数是否达标。如果不达标的话，需要想办法提高体重指数。

　　那体重指数怎么提高呢？只有进行营养支持、通过外源性营养的摄入，才有可能提升体重指数。营养支持有两种途径：一种是肠内营养，另外一种是肠外营养。

　　肠内营养就是通过消化道补充各类营养素。口服摄入与食物的结构有关，因为食管癌患者的食道是狭窄的，所以固体类的食物不能很好地吸收，可以选用半流质或者流质，其中推荐口服营养液，在治疗过程中同时也要评估患者的体能指数。如果食管癌患者需要做放疗或者化疗，预计在治疗过程当中会出现局部病灶的坏死、黏膜的水肿，甚至黏膜损伤。那么，这类患者进食障碍就会比较明显。对于这样的情况，建议选用胃管或者是小肠营养管直接把医用营养液输入到避开食管病灶的地方，可以直接输入到胃或者小肠进行直接的吸收。当然还有一种比较极端的情况是胃造瘘，简单来说，就是医生会在患者的胃壁（腹壁）上打一个洞，营养成分会通过胃造瘘的管子直接注入胃里。其优点就是短、平、快，但患者会因为脱离正常吃饭的方式而变得难以接受。从治疗的角度出发，这是最有效的办法，既能保证患者足够的营养补充，又能保证患者各项治疗顺利地进行。

静脉营养用于无法进行肠内营养支持的患者，优点是方便均衡地调控各类营养素的摄入，缺点是可能会造成静脉损伤，长时间废弃消化道可能导致消化功能丧失等。

（艾罗燕）

胃癌

有了这些症状，竟可能是胃癌？

胃癌有哪些症状，你知道吗？

早期胃癌症状不明显，大部分患者是通过健康筛查发现的。有些胃癌患者可能会回忆起确诊前的一段时间有些不舒服的情况，但当时并没有重视和检查。所以我们要重视生活当中不舒服的感觉，尤其是胃部的与进食相关的不适，有的人是饥饿时不舒服，而有的人是饱腹时不舒服。另一个症状是大便习惯的改变，比如腹泻或者便秘，这可能是胃肠道肿瘤常见的早期症状。当胃癌发展到晚期时，腹部不适的症状就会比较明显，比如说出现了腹水会导致明显的腹胀，而出现肠梗阻会导致明显的腹痛和排便困难。

还有一些胃癌患者在短时间内体重出现了明显下降。因此要提醒现在沉浸在减肥过程中的朋友们，一定要分清楚你的体重减轻是因为节食和运动导致的，还是因为腹部不适、食欲减退或没有任何原因导致，如果是后者要警惕胃癌的发生。

那么，如何来判断一个人是不是得了胃癌呢？首先，肿瘤标志物有助于胃癌的诊断，包括癌胚抗原、CA19-9等。如果肿瘤标志物出现异常升高的话，我们会进一步告知患者去做胃镜和CT检查。

在胃镜没有普及以前，我们可能会建议钡餐摄片，观察胃部形态，但是敏感性较差。随着目前胃镜技术的发展，胃镜已经成为诊断胃癌不可或缺的检查方式。胃镜检查主要有两个作用，第一是帮助我们了解胃里面有没有肿块；第二是通过病理诊断明确肿块性质。

此外，我们还会让患者去做 CT 或者 B 超检查，这些检查的目的是帮助判断肿物侵犯的范围、肿瘤与周围组织脏器的关系、肿瘤是不是已经转移甚至远处转移，这些决定了我们后续的治疗方案，手术与否（非手术治疗有药物、放射等）是根据肿瘤的分期来决定的。

（于珊）

胃癌会传染或者遗传吗？

提到传染病，我们会想到结核、霍乱、鼠疫，以及近些年流行的新冠病毒肺炎。是的，这些疾病才是传染病。如果易感人群和患病者近距离接触，就可能通过气溶胶、粪口传播等途径感染这些疾病。那么，肿瘤也会传染吗？与肿瘤患者面对面说话、同桌进餐，会导致肿瘤的传染吗？答案是不会，肿瘤不存在这种形式的"传染"。

但患者可能会问：为什么我们这个家庭里已经接连有两个或多个人得了胃癌呢？一方面可能是因为同一个家庭中有很多相同的生活习惯，这些习惯可能就是胃癌的危险因素，比如家庭成员都感染了幽门螺杆菌、都喜欢吃隔夜饭菜、都喜欢吃肉类而不喜欢吃新鲜蔬菜水果、都喜欢高盐饮食等，这些因素增加了家庭成员同时患上胃癌的概率。另外一点可能是遗传因素，如家庭成员都携带有某种致病基因。但无论如何，都不存在肿瘤具有传染性这个讲法。因为，肿瘤是不会传染的！但是癌前病变可能会传染、不良习惯可能会传染。

随着医疗条件的提高，以及基因检测技术的发展，肿瘤的筛查变得越来越方便可行。因为胃癌有一定的家族聚集性和遗传性，胃癌患者的一级亲属（父母、亲兄弟姐妹）患胃癌的风险是一般人群的3倍。所以，如果一个家族当中同时有多人患上肿瘤，首先建议这个家庭的所有成员至少每3年要做1次胃镜和肠镜检查。必要时还要进行基因检测，明确是否存在家族性遗传性致病基因。

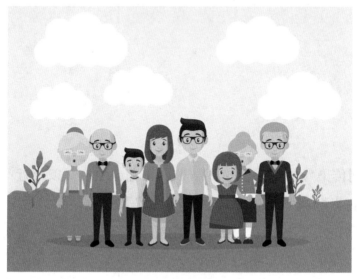

图4　家族遗传

（于珊）

肿瘤指标升高，意味着胃癌恶化吗？

随着科学水平和医疗技术的发展，胃癌的诊断技术也在逐步更新，虽然目前诊断胃癌的金标准仍然以胃镜和病理组织活检为主，但一些血清相关指标如CA19-9、CEA在胃癌的早期诊断中也发挥了重要作用。

（1）CA19-9。糖类抗原19-9（CA19-9）是目前临床常用的肿瘤标志物，在胰腺癌、肝癌、胃癌等消化道肿瘤患者的血清中表达水平上升。CA19-9水平还能够对肿瘤复发情况进行动态监测，胃癌根治术后患者的血清CA19-9水平升高提示肿瘤复发可能性较大。但CA19-9作为胃癌早期诊断指标仍存在局限性，如特异性、准确度不高。

（2）CEA。癌胚抗原（CEA）与CA19-9一样同属临床常用的肿瘤标志物。CEA于1965年在结肠癌组织中被发现，科学研究显示CEA能够被肿瘤组织分泌，并进入血液、乳汁、胃液等多种体液及排泄物中，有利于临床筛查和监测肿瘤。以往的血清学检查常把CEA作为结直肠癌诊断的特异性标志物，但目前的研究结果表明所有的胃肠道肿瘤患者血清中CEA水平均高于常人，所以CEA能够作为一种广谱的肿瘤标志物，在恶性肿瘤的病情监测、治疗效果评价和早期诊断中发挥重要作用。CEA 正常水平为 < 5.0 纳克 / 毫升，一般情况下晚期胃癌患者血清 CEA 水平会明显升高，可达 40 纳克 / 毫升以上；CEA 水平也与胃癌类型有关，一般而言，胃腺癌患者血清 CEA 水平较高，而鳞癌患者水平较低；胃癌患者发生转移以后血清 CEA 水平也会升高，所以血清 CEA 水平能够作为判断胃癌是否发生转移的相关依据；CEA 水平降低常预示胃癌病情好转，可用于肿瘤术后效果观察及患者预后的判断，对患者化疗效果也能做出相应评估。

需要强调的是，胃镜仍是诊断胃癌的重要方法之一，胃镜下组织活检明确病理类型是诊断胃癌的金标准。目前以胃镜作为基础检查，辅以血清 CA19-9、CEA 等化验，能够更好地对胃癌进行早期诊断，也有利于胃癌患者尽早开始治疗，进一步改善患者生存质量，延长患者生存时间，在胃癌的诊疗过程中发挥重要作用。

（于珊）

有这些生活习惯，当心胃癌向你靠近

一般而言，引起胃癌的不良习惯有以下几种。

（1）喜食高盐（过咸）食物。

很多人知道吃东西过咸，是高血压的危险因素，殊不知这也是胃癌的高危因素。高盐食物进入胃内后，胃内渗透压增高，可直接导致胃黏膜损害；高盐食物还可抑制前列腺素 E 的合成，使

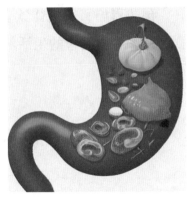

图 5　胃

得胃黏膜抵抗力下降，从而发生炎症或溃疡。我国很多地区民众喜欢吃腌制食品（腊鱼、腊肉等），而这些高盐食物中含有大量亚硝酸盐，容易形成具有致癌作用的亚硝胺。

（2）喜食煎炸、热烫食物。

煎炸食物中含有大量的多环芳烃类，这类物质也是有极强致癌作用的。喜食热烫和干硬食物不仅是导致食管癌的高危因素，也是可能会诱发胃癌的不良习惯。长期吃热烫和干硬食物可使胃黏膜反复受损，而反复损伤刺激容易促使原癌基因激活，诱导胃癌的发生。

（3）喜食隔夜饭菜。

有些人为了发扬节约的传统美德，隔夜饭菜从不放过。殊不知，隔夜饭菜会产生一些胺类物质，这些物质可与亚硝酸盐反应，生成强致癌物亚硝胺。菜量适当，光盘行动，这才是既节约又健康的生活习惯。

（4）长期酗酒和吸烟。

酒精反复刺激胃黏膜细胞，可使其发生基因改变而致癌变。吸烟也是胃癌的危险因素，青少年时期开始吸烟的危险性最大，有研究表明吸烟者的胃癌发病危险性较不吸烟者高 50%。

（5）饮食不规律。

预防胃癌，从规律饮食做起！让我们从今天开始，戒掉不良饮食习惯，养成健康的生活习惯。

（于珊）

不吃早饭会不会得胃癌？

　　早饭吃好，中饭吃饱，晚饭吃少。作为一个中国人，这句谚语可能已经根深蒂固种植于我们的内心深处。但是早饭问题，依旧是人们想要好好吃，但又不见得会好好吃的两难问题。不吃早饭会不会得胃癌？大概率问这个问题的应该是个年轻人吧。平时可能没有吃早饭的习惯，内心深

不吃早饭会得胃癌吗
（视频）

处又觉得自己应该好好吃早餐，的确让人倍感纠结。但到底不吃早饭会不会得胃癌呢？对此，我们只能很模糊地说：不吃早饭，不会直接导致胃癌。但是，长期不吃早饭可能会引起一些其他的疾病，而这些疾病可能会进一步发展为胃癌。

　　导致胃癌的因素很多，可能存在自身因素和外界因素。长期不吃早饭本身就是一种不良的生活习惯，属于自身因素。我们的胃一直在有节律地运动，人体经过一夜的休整，胃部已经是排空状态，如果不吃早饭，人体的胆汁会进一步浓缩，影响消化功能，这可能会导致胆结石发生率增高，进而影响整个消化系统。长此以往，可能会导致一些胃部疾病的发生，比如说胃溃疡，胃溃疡进一步恶化就会发展成胃癌。但是，我们不能直接说不吃早饭就会发展为

胃癌，因为肿瘤的发生是一个包含很多复杂因素的综合性问题。但是，不吃早饭肯定是不好的。所以还是希望大家能够尊重我们身体的自然规律，该吃饭的时候就吃饭，该休息的时候就休息，让我们的胃和作息时间能有效地配合起来。

如果真的是没时间吃顿丰盛的早餐，那么补充蛋白质、碳水化合物还是有必要的。毕竟，想要身体更好地为我们的大脑服务，总要先满足身体的营养需求，那就从每天记得吃早餐开始吧。

（于珊）

结直肠癌

出现这些症状，需要警惕患上结直肠癌

很多情况下当患者出现症状后再来就诊的时候，肿瘤往往已经不是早期阶段了。比如结直肠癌的典型症状有腹痛、便血以及大便习惯的改变，出现这些异常，尤其是贫血和严重的大便出血等情况，大家要高度地重视。

其实，预防结直肠癌最好的方法就是定期的肠镜检查。相比于传统肠镜检查，现在的检查技术比较发达，尤其是麻醉下的肠镜检查，可以帮助患者克服一些检查带来的恐惧感、提高检查舒适度。

对于高危人群，比如家里的直系亲属中有人罹患结直肠癌，年龄40岁以上者，最好每3年做1次肠镜检查；如果曾经有过肠息肉的情况，最好每年做1次肠镜检查，这样有助于在更早期发现结直肠癌。

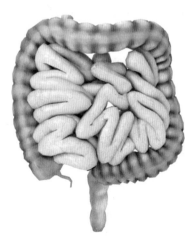

图6　肠道示意图

（梁立）

为何说结直肠癌是"幸运癌"？

结直肠癌相对于胰腺癌、食管癌等疾病来说，治疗办法相对较多。对于不可手术切除肿瘤，或者是手术切除后又复发的肿瘤来说，即便有肿瘤转移，患者的生存期相对于胰腺癌等其他癌种也相对较长。最重要的是，我们说结直肠癌是"幸运癌"，是鼓励患者正面看待这个疾病，保持积极乐观的心态，心情开朗，有助于提高自身免疫力，肿瘤治疗的效果也会增加。

就结直肠癌来讲，目前发现早期结直肠癌的机会还是非常高的。随着大众科普的深入，人们参加健康体检意识不断增强，再加上全国很多社区的体检筛查中增加了大便隐血等项目，通过自主体检或者社区筛查能及时检查出早期肿瘤。早期的结直肠癌，是完全可能被彻底治愈的。

结直肠癌发病率增高的一个原因与社会老龄化相关。肿瘤其实是个老年性的疾病，随着年龄增长，肌体的功能都在衰退，肌体自我纠错的功能也在弱化，这个是肿瘤发生的原因之一。随着年龄增加，人们长期的、特定的饮食和生活习惯，比如烟酒、食物结构固化、喜食肉制品、少绿叶菜、缺乏运动等，使发生结直肠息肉的机会增多、肠道黏膜炎性病变的机会增加，从而导致结直肠癌的发病率逐步升高。

当然，年轻人和中年人也有很多发生结直肠癌。其中的原因包括基因和个体易感性的因素。

经过医生的积极治疗，大部分结直肠癌患者都能够取得比较好的治疗效果，死亡率也相对较低，这在医学上被称为"预后"较好，因此大家不必过分担忧这种疾病。早诊断、早治疗，可以让大多数结直肠癌患者获得良好的预后。

对于晚期结直肠癌来说，即使已经有远处转移，但通过全身系统性药物治疗，包括化疗药、靶向药、免疫药物等，也会有不错的治疗效果。在系统性治疗过程中会有患者获得手术切除肿瘤的机会，也有一部分患者通过药物或者药物联合局部治疗等技术，使肿瘤"消失"了。所以，通过积极的治疗，部分晚期的患者也可以取得比较好的治疗效果。

目前，结直肠癌相关的新药在不断研发中，新药的开发将会朝着精准、高效、低毒的方向发展。各种检测技术能够帮助我们精准锁定适合尝试新药治疗的人群，试图达到"一把钥匙打开一把锁"的目标。但这样的目标还是需要医患一起不断地努力，才能一步一步去接近。

在结直肠癌的治疗理念发展上，多学科诊疗模式越来越成为治疗的趋势。比如很多结直肠癌是伴随有肝脏转移、肺脏转移的，对于患者来说，是做肝脏转移灶或者肺脏转移灶的手术，还是维持药物治疗，这都需要经过多学科专家共同讨论，才能够给出针对患者个体化和精准化的诊疗方案。需要指出一点，这种多学科就诊也是动态的，随着疾病的不同阶段，需要不断地讨论，给出某个时间点上最合适的治疗意见。

早筛查、早诊断、早治疗，同时积极开展多学科诊疗模式下的综合治疗，我们相信，通过医生和患者的共同努力，结直肠癌患者都能获得最大程度的治疗效果。

（梁立）

直肠癌和痔疮的症状有什么区别？
如何在早期进行识别？

　　有许多患者因为大便带血误认为是痔疮，就不去看病。所以在临床诊疗中，经常会遇到患者因为认为自己仅仅只是痔疮而不重视，导致耽误直肠肿瘤的早期治疗。

肠癌和痔疮的区别
（视频）

　　直肠肿瘤引起的便血，往往血和大便是在一起，但是要通过症状来和其他疾病进行鉴别还是很难的。所以，50 岁以上的高危人群，如果出现便血的症状并且从未做过肠镜检查，千万别以为是痔疮就不在意。

　　痔疮是由血管组成的，有的血管收缩后痊愈，并且不需要做进一步的检查，但有时候就是因为未及时检查从而耽误了早期直肠肿瘤发现的黄金时间。

（梁立）

胆道癌

胆道肿瘤包含哪几部分？

胆道系统肿瘤主要包括胆管癌（肝内胆管癌和肝外胆管癌）和胆囊癌。

胆管癌按照发生部位，又可以分为肝内胆管癌、肝门胆管癌和远端胆管癌。

胆道癌的早期表现
（视频）

（1）肝内胆管癌。肝内胆管癌起源于肝内较小的胆管分支。有时人们会把它们与始于肝细胞的癌症（肝细胞癌）混淆。

（2）肝门胆管癌。肝门胆管癌始于肝门，左右肝管在这里汇合，也被称为高位胆管癌、近端胆管癌或 Klatskin 肿瘤。这些癌症与远端胆管癌归为肝外胆管癌。

（3）远端胆管癌。远端胆管癌位于肝内区域之外，靠近小肠，起源于胆总管中下段。始于胆管不同部位的癌症会导致不同的症状。

（李伟）

胆道癌常见的治疗方式有哪些?

胆道肿瘤常见的治疗方法和其他实体肿瘤一样,也是手术治疗、药物治疗、放疗,当然,现在药物治疗不仅仅局限于化疗药物,还有免疫药、靶向药等。所以,胆道肿瘤一旦确诊早期,如果初步评估手术能够切得非常完整、干净,且远处没有转移,那么首选手术。如果考虑到手术风险很大,比如说肿块可能跟周围的脏器、血管或者胆管有粘连,手术当中创伤很大,这种情况下,如果肿瘤位置比较局限,没有远处转移,可以选择放疗和化疗。放疗的手段也非常多,立体定向放疗、TOMO、质子重离子等,都是放疗的方法,可根据具体的情况加以选择。

一般来说,胆道肿瘤的治疗药物包括化疗药、靶向药、免疫药。首先要考虑用药时机,手术后为了预防复发会选择术后辅助治疗,这个时间点常规的用药就是化疗药。

如果发现的时候已经有远处转移,不适合做手术,可以考虑化疗药加靶向药,或化疗药加免疫药,或是这三类药物的联合使用,具体药物选择需要根据情况个体化决定。

临床表现方面,胆道肿瘤患者往往是有相关症状才去就诊的,如皮肤巩膜发黄,皮肤瘙痒、小便颜色变深等,出现这些症状可能是肿瘤堵住胆管了。首先，我们要疏通这个交通枢纽，常见的方式有体外PTCD，即经皮穿刺胆道引流并放置外引流管，或者在胆管内放置支架。这样可以帮助短时间内解除梗阻性黄疸，如果不解除，肝脏无法正常发挥作用，那么也就不能够接受抗肿瘤的药物治疗和放射治疗。

（李伟）

如何预防胆囊癌术后复发？

胆囊癌其实很难被早期发现，因为胆囊在我们身体内部比较深的位置，不是浅表的器官。不像乳腺、皮肤、肌肉的肿瘤等，身体浅表的结节或肿块比较容易被发现。如果患者已经出现肿瘤相关症状的话，往往已经不是很早期了。

但有一种特殊情况，一部分患者在进行胆结石手术时，病理科医生发现胆囊已经有癌变。这在医学上面的专业名词叫作"意外胆囊癌"，也就是说在意外的情况下发现了胆囊癌，这种胆囊癌往往是比较早期的。

所以提醒朋友们要注意的是，有胆囊结石的病史，或者是有反复发作的胆囊炎的人群，都是发生胆道肿瘤的高危人群。对这类人群来说，胆道疾病要积极治疗，并且要定期进行体检筛查。

（李伟）

胰腺癌

这些表现可能是胰腺癌的先兆，
千万别大意

胰腺癌起病隐匿，临床特征缺乏特异性。胰腺癌早期几乎没有症状，出现症状大多数是中晚期，其临床表现也和肿瘤的部位和范围有关。常见的症状有上腹痛（经常向背部放射）、食欲下降、不明原因的体重迅速下降、乏力、皮肤和眼睛黄染、大便发白等。

（张凌云）

胰腺癌的危险因素有哪些?

吸烟、糖尿病、慢性胰腺炎、胰腺癌家族史、基因异常（当携带胚系 BRCA2 突变和林奇综合征时，胰腺癌的风险升高）、肥胖等是罹患胰腺癌的高危因素。

除此之外，还有两种情况需要格外警惕：一是新诊断的糖尿病患者，有小部分是胰腺癌引起，需要排查；二是本身就有糖尿病的患者，血糖平常控制得不错，但是突然出现血糖显著升高，且难以控制，这时候也可能是新发胰腺癌导致，需要排除。

（张凌云）

如何诊断胰腺癌？

当年龄在 40 岁以上且有下列表现时，需怀疑胰腺癌的可能性。

（1）不明原因的梗阻性黄疸；

（2）近期出现无法解释的体重下降超过 10%；

（3）近期出现无法解释的上腹或腰背部疼痛；

（4）近期出现模糊不清又不能解释的消化不良症状，内镜检查正常；

（5）突发糖尿病而又无诱发因素（如家族史、肥胖等）；

（6）突发无法解释的脂肪泻；

（7）自发性胰腺炎的发作；

（8）嗜烟者应加倍怀疑。

如果怀疑胰腺癌，可进一步抽血检查 CEA、CA19-9、CA125 等肿瘤标志物，同时进行影像学检查，磁共振胰胆管成像（MRCP）、超声内镜（EUS）、经内镜逆行胰胆管造影（ERCP）等具有较重要的价值。

细胞或组织病理学检查是诊断胰腺癌的金标准。胰腺癌的病理组织获取较为困难，目前主要依靠超声内镜（EUS）引导下细针穿刺活检（EUS-FNA），这项检查具有较高的准确率，是胰腺肿瘤进行病理学诊断的首选方式，是胰腺癌定位和定性诊断最准确的方法。

（韩序　刘亮）

如何治疗胰腺癌？

胰腺癌患者的临床表现并没有特异性，临床就诊时多数已经发展至中晚期。临床上，能够行手术切除者仅在 20% 左右，近 80% 的患者已经没有手术机会，这也是胰腺癌生存率低、预后差的原因所在。胰腺癌患者中位生存期仅 3~6 个月。

早期胰腺癌患者可以进行手术治疗。肿瘤局限于胰腺内，未侵及腹腔干、肠系膜上动脉和肝总动脉等血管，且没有远处转移时，可以通过根治性手术获益。肿瘤越小越可以通过手术获益，据统计，肿瘤直径小于 1 厘米的胰腺癌患者术后 5 年生存率可达 60% 以上，小于 2 厘米的胰腺癌患者术后 5 年生存率约为 40%。而没有手术机会的胰腺癌患者，其 5 年生存率仅约 5%。

晚期胰腺癌患者可以从综合治疗中获益。目前胰腺癌的治疗手段包括化疗、放疗、靶向治疗、免疫治疗和介入治疗等，需要结合患者体力状态制订抗肿瘤方案，评估治疗方案的耐受性。

（韩序 刘亮）

其他

亲属得了消化道肿瘤，
我需要做癌症的易感基因筛查吗？

我们都知道，癌症的发生发展和基因突变有着千丝万缕的联系，而有些基因突变可能会遗传，携带这些突变基因的人群，患肿瘤的风险更高。及早地进行相关的筛查，按需进行基因检测，并采取预防措施，正是进行遗传性基因筛查的价值所在。

癌症易感基因筛查
（视频）

对于有癌症家族史的人来说，基因检测尤其有指导意义，因为像胃癌、乳腺癌等多种癌症都是有一定的家族聚集性和遗传性。就胃癌而言，患者的一级亲属（父母、亲兄弟姐妹）得胃癌的风险是一般人群的 3 倍。但是我们也不提倡过度检测，癌症患者的近亲家属，尤其是家族中有两人以上患癌、患癌时年龄较小，或者患有多种肿瘤的近亲家属，才需要怀疑是否有家族遗传倾向。

总而言之，医生需要综合一个人近亲患癌情况、个人癌症病史以及近亲的基因检测结果等内容来判断是否需要进行遗传基因筛查。

（周皓洁）

血清指标帮大忙，浅析消化道肿瘤相关指标

肿瘤标志物是特异性地存在于肿瘤细胞或者由肿瘤细胞产生的物质。有些肿瘤有其特异性的肿瘤标志物，例如 PSA 通常与前列腺癌有关，AFP 通常与肝癌相关，但并不是绝对相关。其中，CEA、CA19-9 是常见的消化道肿瘤标志物。

（1）CEA：广谱的肿瘤标志物，它能反映多种肿瘤的存在，对大肠癌、胰腺癌、乳腺癌和肺癌等有一定的筛查意义。此外，吸烟、妊娠等因素以及心血管疾病、糖尿病、非特异性结肠炎等疾病，也可能导致血清 CEA 的升高。

（2）CA19-9：一种与腺癌有关的抗原物质。CA19-9 升高多见于胰腺癌，也可见于胃癌、结肠癌、肝癌、胆囊癌。CA19-9 是胰腺癌的首选肿瘤标志物，若与 CEA 同时测定，敏感性还可进一步提高。但要注意的是，部分胰腺癌患者 CA19-9 可不升高。

肿瘤标志物能够帮助进行肿瘤筛查、诊断、预后、评估治疗疗效以及检测肿瘤复发。有些早期无症状的肿瘤，肿瘤标志物增高可早于 X 线、超声、CT、MRI 或 PET-CT 等影像学物理检查，尤其是多种肿瘤标志物同时升高，或者连续复查肿瘤标志物数值越来越高则更有意义。

（周皓洁）

多喝汤就能补充消化道肿瘤患者的营养吗？

其实汤里面溶解的营养很少，脂肪含量高，还含有较高的嘌呤，少量的游离氨基酸和少量的钠、钾、钙、镁等离子，对有些患者并不合适。无论煲汤的时间有多长，食材中的营养都不能完全溶解在汤里。有研究表明，肉类中的营养能溶入汤中的最多也不超过10％，即使用高压锅煲汤也不能再增加了。食材中的大部分营养，特别是肿瘤患者急需的蛋白质，都留在汤渣里了。肿瘤患者如果大量喝汤，还会影响其他食物的摄入，膳食单一，反而会导致营养不良。而且，人的进食量有限，一些肿瘤患者又胃口不佳，往往喝了汤就吃不下肉，所以在病房中经常可以看到"患者喝汤、家属吃肉"的奇怪情景。

要想多补充营养还需要汤和"渣"一起吃。对于吞咽有困难的患者，可以通过改变食物的质地，如将食材炖烂或捣碎后食用。

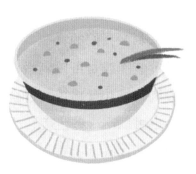

图 7 汤和"渣"都要吃

（周皓洁）

消化道肿瘤患者，食欲不振不想吃饭怎么办?

对很多消化道肿瘤患者来说，吃饭可是个难题。虽然知道保持充足的营养非常重要，也为逐渐下降的体重而忧心忡忡，但没有食欲、厌食等问题困扰着肿瘤患者，让他们没有办法好好吃饭。

事实上，食欲减退是消化道肿瘤患者的常见症状。很多因素都可能会导致肿瘤患者出现食欲减退。

（1）发生在消化道或转移至消化道的肿瘤会造成消化道梗阻，引起胃肠道功能紊乱，从而使肿瘤患者出现食欲减退。

（2）抗肿瘤治疗引起的不良反应，比如恶心呕吐、味觉改变等，也会导致肿瘤患者出现食欲减退。

对于食欲减退的患者，可以参考以下饮食建议:

（1）吃饭时要注意色、香、味的调配，来刺激我们的食欲。举例来说，可以吃山楂糕、柑橘、橙子等本身带酸味或是可以刺激胃酸分泌的食物，或是在烹调时加入糖、醋等调料，让食物更加符合我们口味或是更加可口等。值得一提的是，也可以吃一些生姜，生姜中的6-姜辣素、锌和姜酚等成分可以帮助促进食欲。

（2）良好的用餐环境有助于促进食欲，可以将餐具、餐桌等装扮成喜欢的样式，在用餐时听听音乐或是看感兴趣的电视节目来帮助我们舒缓心情，以改善食欲。

（3）适度的运动也有助于促进饥饿感的产生。

当无法通过正常饮食来摄入足够的营养时，一定要及时寻求专业医生的帮助，通过口服营养补充剂或是肠内、肠外营养等方式，来帮助我们维持营养状态。

（周皓洁）

可以"饿死"肿瘤吗？

首先，少吃或者不吃是不可以饿死肿瘤的，因为这种情况并未被科学验证。相反，营养摄入不足会给肿瘤患者带来很大的风险。因为肿瘤患者机体处于代谢异常及对抗肿瘤的状态，其营养不良发生率高达 40%~85%，超过 20% 的肿瘤患者死于营养不良。营养不良容易导致治疗副反应和并发症增加、抗癌治疗疗效差、生活质量下降、生存期缩短。

目前肿瘤的治疗模式已由单一治疗模式转变为综合治疗模式，营养支持成为肿瘤综合治疗的重要组成部分。应该遵循均衡、多样、适量的用餐原则，保障主食的摄入，同时摄入一些富含蛋白质的食物，例如肉蛋奶禽、大豆制品、植物性食物，如绿叶菜、菌菇、瓜茄类。摄入的食物需要新鲜，种类丰富。

（周皓洁）

处方笺

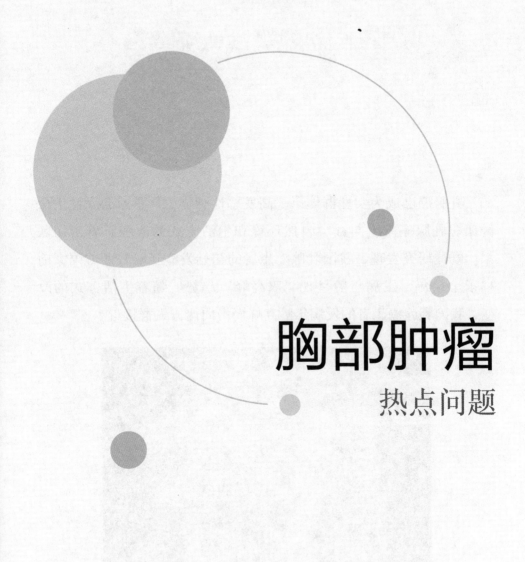

胸部肿瘤

热点问题

医师: _____

临床名医的心血之作……

乳腺癌

我国乳腺癌发病特点与危险因素

乳腺癌已成为女性群体第一高发恶性肿瘤，严重威胁女性生命健康。乳腺癌发生与社会自然环境和生活方式的改变有着密切联系。既往研究发现，我国乳腺癌患者的初始发病年龄较西方国家前移了十余年，发病年龄呈现"双高峰"趋势。随着生活方式的改变，我国乳腺癌患者的发病年龄高峰慢慢向西方人群接近。

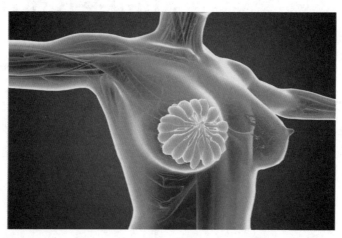

图 8　乳腺

目前，我国乳腺癌流行病学特征包括总体发病例数较多、确诊患者年龄较低、患者乳腺致密性高（与患者年龄低有关）、地区分布差异显著。乳腺癌可以通过人群筛查来及早发现、诊断、治疗以显著改善生存。值得关注的是，目前我国乳腺癌的普查筛查率有待提高，总体通过筛查发现的早期乳腺癌患者的比例也相对较低。

治疗方面，目前我国乳腺癌患者无论是保乳率、乳房重建率还是患者随访率都存在一定提升空间，乳腺癌患者全程、全生命周期管理水平有待进一步提高。

雌激素长期刺激、遗传基因、高龄、不良生活方式、高水平电离辐射等一定程度上都有可能增加乳腺癌的罹患风险。

雌激素水平：处于围绝经期的女性如果长期使用激素替代疗法，会增加患乳腺癌的风险；同样外源性雌激素的摄入，尤其是摄入一些富含雌激素的保健品，也会一定程度增加患病风险。

遗传基因：部分乳腺癌的发病和遗传基因相关。家族里若有母亲姐妹得乳腺癌，或是卵巢癌，那么该家族里的人携带某一两种致病基因的风险就较高。目前乳腺癌易感基因除了最常见的 BRCA1/2 基因外，还有 CHEK2、PALB2、ATM 等。如果家族里有人携带致病突变的遗传易感基因，其乳腺癌的发病风险会相应升高，因此要及时做好筛查。做基因检测，还是需要去正规机构咨询医生。

激素水平、遗传基因确实与乳腺癌的发病有关联，但也不能片面看待、一概而论。此外，高龄、肥胖、高脂饮食等也会增加乳腺癌和其他肿瘤的发病风险。

随着医学技术发展，筛查、治疗手段多样化，我国乳腺癌治疗水平已经接近发达国家。我们相信，无论是职场丽人、银龄女神、乘风破浪的姐姐们，还是为母则刚的妈妈们，都能得到全社会的呵护与关注，健康安心地享受缤纷人生。

（江一舟）

好习惯助你远离乳腺癌

基因突变是导致恶性肿瘤发生的"元凶",恶性肿瘤其实是源于自身组织细胞的癌变,乳腺癌也不例外。人体细胞内的 DNA 携带着人体的重要遗传信息,这些由小化学分子排列组合而成的遗传物质,控制着细胞的正常生长。一旦基因排序发生变化,遗传信息也会发生改变。现实生活中,有很多因素会导致遗传信息的改变。如果发生改变的遗传信息与细胞的正常生长相关,那么错误的信息就会导致细胞的异常生长——而癌症的特征之一就是细胞的异常生长,从而导致了癌症的发生。

暴露于"风险"中,是促使肿瘤生长的根本原因

研究表明,长期暴露在不良环境中或者是长期不良生活习惯,如高脂肪饮食、吸烟、喝酒等,会增加遗传信息突变的风险,进而导致肿瘤发生的风险相应提高。对于乳腺癌而言,虽然目前尚未完全明确其具体病因,但是目前已经明确多种与乳腺癌发病密切相关的高危因素。例如,我们说乳腺癌是一种"城市病",其实就是因为发达地区女性生活方式日益西化,晚婚晚育或者"丁克族"比例高,高脂肪高蛋白的饮食、缺乏运动、吸烟熬夜等,都会导致女性

体内雌激素水平的异常，增加罹患乳腺癌的风险。

癌细胞最初其实是处于"休眠"状态，只有当其受到外界的"刺激"时，才能够导致"突变"。高脂肪的饮食是乳腺癌发生的"刺激剂"，长期大量摄入脂肪，可以使肌体产生大量的雌激素及前列腺癌素样物质，这些物质如果过量就会刺激肿瘤的发生和长大。此外，高脂肪饮食还能够导致人体免疫功能降低，让癌症有了可乘之机。所以在日常生活中应该少吃油炸食品、奶油等；合理控制脂肪的摄取，避免肥胖，可有效降低和减少乳腺癌的发生概率。此外，加强运动、控制合理的生育时间、协调的性生活、规律充足的睡眠等良好的生活方式，都会降低乳腺癌发生的风险。

建立定期体检意识，赢在"起点"

女性朋友到了 45 岁以后，其乳腺癌发病风险随着年龄的增长会迅速增高，晚婚晚育的中年女性、有乳腺癌家族史的妇女和月经初潮早于 13 岁的女性尤为如此，我们称她们为"乳腺癌高发人群"。对于这些女性，我们建议未雨绸缪，及早呵护自己的乳房，定期进行自我检查和到医院进行专业检查。

"看"和"摸"是乳房自检的两个步骤。首先查看乳房的大小形状是否对称、轮廓有无改变、乳头是否有分泌物以及是否回缩等。然后用食指、中指和无名指的指腹，以按压、螺旋或滑动的方式检查乳房有无肿块。一般自我检查的时间在女性月经来潮之后的 7~10 天（来潮第 1 天开始计算）最为适宜。

如果患者在自我检查中发现乳房有异常肿块，非哺乳期乳头有溢液，腋窝淋巴结肿大和上肢水肿，乳腺外形改变，甚至出现水肿、变色等情况应该及时去专业的医院及时就诊。

（郑莹）

90% 的女性都有的乳腺癌筛查认识误区，别再坚持了

近年来我国乳腺癌发病率持续升高，现已高居女性恶性肿瘤的第 1 位，早期筛查可以大大降低死亡率。

钼靶的规范化描述为乳腺 X 线检查，是乳腺影像检查中常用的一种检查方法。它是将乳房置于摄影平台上，用压迫板进行加压后摄片，获取乳房 X 线片的方法。

乳腺 X 线片检查可以清晰显示乳房内的结构，通过对图像的分析来判断乳腺疾病的情况，对微小钙化病变的诊断灵敏度最高。

需要注意的是，很多人对乳腺 X 线片检查还存在着一些误解，从而抗拒这项检查，殊不知可能会因此而遗漏发现病灶、延误病情。

"我做了 B 超没有问题，为什么还要做钼靶？它们有啥不一样？"

在门诊，很多患者都会问这样一个问题："医生，我做了 B 超检查显示没有问题，怎么还要我做钼靶？医院是不是就想赚我的钱？"

钼靶和 B 超检查是目前临床上乳腺筛查的"黄金组合"，两种检查方式各有侧重，互为补充。

乳腺超声检查简单方便、无辐射损伤、价格低廉，能够实时动

态地观察乳腺及腋窝淋巴结情况，且不受纤维腺体致密度的影响，可快速区分病灶的囊实性。乳腺 X 线摄影能够更加清晰地显示乳房内各层结构，尤其是对微小钙化病变的诊断准确率较高。

"乳房不大，夹着痛，还有必要做钼靶吗？能不能用其他检查代替？"

有些女性会有这样的困扰："我的乳房不大，钼靶夹不住怎么办？夹住了会不会特别痛？要不我还是做别的检查吧。"注意，这是一个误区，如果因为一些主观的因素不做钼靶，可能会遗漏发现病灶。

在检查过程中，由于压迫板加压摄片会导致乳房不适或疼痛，但乳房不大的女性仍有必要行钼靶检查。

钼靶检查有其独特的优势，它可以检测到医生触诊不到、超声检测不到的微小病灶，特别是对表现为微钙化的早期乳腺癌诊断敏感度较高，而这类早期病变有可能在 MRI 检查中也为阴性。

"钼靶有辐射，能不做就不做，真的是这样吗？"

"钼靶会发出射线，做了对身体不好！"这是很多患者的一个顾虑。那么真的是这样吗？

乳腺 X 线摄影利用低剂量 X 线穿透乳房组织进行摄片，单次检查的射线量并不高。目前乳腺 X 线摄影的辐射剂量是 0.3~0.4mSv，相当于坐 6 次长途飞机的辐射量，属安全范围。

不过，对于一些有特殊情况的患者，比如处于妊娠期、哺乳期或近期准备怀孕，以及两次检查时间较近（短于 3 个月）等，可将自身情况与医生进行充分沟通，便于医生做相应调整。

"钼靶报告提示有钙化，说明我患乳腺癌了？"

很多患者在拿到钼靶报告的时候，一看到"钙化"两个字就大惊失色，认为自己得乳腺癌了，非常担心。但是实际上，钼靶检查出钙化并非一定就是乳腺癌。

钙化是乳腺 X 线片中较常见的影像征象，但并非所有的钙化都是恶性。乳腺的良恶性病变均可见钙化，并且钙化可形成在乳腺内的任何部位。

钙化的形成主要包括以下几种原因：乳腺内坏死细胞分解形成钙化，细胞组织分泌形成钙化，炎症、异物或瘢痕导致钙化等。大多数乳腺内的钙化发生在终末导管和腺泡，此外在乳房间质、血管和皮肤等部位也可形成钙化。

乳腺 X 线提示钙化，应根据检查报告中的 BI-RADS 诊断采取相应的对策。对于诊断报告中 BI-RADS 1-3 的钙化，无需过分紧张，按医嘱定期随访复查。对于诊断报告中 BI-RADS 4 以上的钙化，则尽快找专科医生咨询、寻求进一步的检查。

（顾雅佳　尤超）

体检自查发现乳腺结节怎么办?

乳腺癌是威胁女性健康的头号"杀手"。一些女性在洗澡时,摸到乳房有肿块,或者是体检报告上显示有"结节",常常会担心自己是不是患了乳腺癌。事实上,乳腺肿块或结节有很多种可能,并不是所有的结节都是恶性肿瘤。

小叶增生

日常生活中,人们常常将乳房的良性肿块称为乳腺小叶增生,但这个称呼并不科学。小叶增生只是乳腺增生早期一个病理变化,月经前雌激素增加,可出现间质水肿,小叶增多,引起乳房肿胀甚至有结节,故称为小叶增生。月经来潮后,随着雌激素的下降,上述反应随之消退,这些属于生理反应,一般无需特殊治疗。

囊性增生

囊性增生是继小叶增生之后,乳腺组织出现导管扩张乃至囊性扩张,故称囊性增生或囊肿病。囊性增生的特点是乳房轻度胀痛,但肿块比较明显,月经来潮前几天显著增大,伴有疼痛,月经以后肿块缩小,疼痛消失,呈周期性的变化。一般无需治疗,疼痛甚者，可在月经前半期采用温阳补肾的方法，促进黄体生成，而后半期则停用该类药物改用疏肝理气的治则。

乳腺纤维腺瘤

乳腺增生到后期可伴有纤维增生，形成乳腺纤维腺瘤，这是一种良性肿瘤，多发生于 20~25 岁女性，呈卵圆形，表面光滑，质地硬实，边界清楚，一般要靠超声才能诊断。纤维腺瘤是乳腺最常见的良性肿瘤，一般无需手术切除。

乳腺癌前期病变

乳腺癌前期病变是乳腺上皮细胞在形态学上有一定程度的异常增生，经随访有一部分病例可发展成为乳腺癌。2003 年世界卫生组织（WHO）乳腺病理在目录的大分类上，第 1 位是浸润癌，紧随其后的是癌前期病变。

癌前期病变分四类：小叶性肿瘤、导管内增生性病变、微浸润导管癌和导管内乳头状肿瘤。

乳腺癌

部分早期乳腺癌患者虽然尚未能够触摸到明确的肿块，但常有局部不适感，特别是绝经后的女性，有时会感到一侧乳房轻度疼痛不适，或一侧肩背部发沉、酸胀不适，甚至牵及该侧的上臂。

早期的乳腺癌，在乳房内可触及蚕豆大小的肿块，较硬，可活动。一般无明显疼痛，少数有阵发性隐痛、钝痛或刺痛。乳腺肿块处皮肤隆起，有的局部皮肤呈橘皮状，甚至水肿、变色、湿疹样改变等，乳头近中央伴有乳头回缩。乳房皮肤有轻度的凹陷（医学上叫作"酒窝症"），乳头糜烂、乳头不对称，或乳房的皮肤有增厚变粗、毛孔增大现象（医学上叫作"橘皮症"）。乳头溢液呈血性、浆

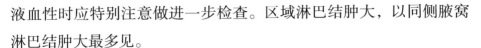

液血性时应特别注意做进一步检查。区域淋巴结肿大，以同侧腋窝淋巴结肿大最多见。

因此，当发现乳腺结节时，不必过于恐慌，及时到正规医院就诊，排除恶性疾病的可能。即便确诊为肿瘤，也可及时治疗，获得治愈机会。

（郑莹　江一舟）

滥用雌激素　诱患乳腺癌

我国与西方国家乳腺癌发病人群有差别，我国乳腺癌患者发生在绝经前居多，而西方国家的乳腺癌患者则在绝经后较多，但是随着时间的推移，我国乳腺癌发病率也逐渐往高龄化的方向发展。

由于乳腺癌的发生跟雌激素有关，所以月经初潮年龄较早或者停经比较晚的女性，一生暴露在乳腺雌激素环境较多，所以她们的发病率也相对比较高。

对女性朋友而言，雌激素可谓是一把双刃剑。雌激素可以使女性朋友变得更有"女人味"，与此同时，雌激素水平一直处于高位的女性，则也更容易受到乳腺癌的青睐。

饮食多元化，也能给我们的餐桌"添色"不少。特别是一些高糖分、高脂肪、高热量食物的大量摄入，将会改变女性身体内内分泌的环境，加强或延长雌激素对乳腺上皮细胞的刺激，从而增加罹患乳腺癌的概率。年轻女性还特别容易发生滥用保健品的现象。有许多女性被爱美心理所驱使，盲目地相信一些保健品的广告，这是一种不可取的态度。市场上的一些保健品，其内部成分极有可能会提高女性的雌激素水平，增加患乳腺癌风险。虽说爱美之心人皆有之，但一定要视情况而定，盲信滥用保健品是极不理智、极不安全的行为。

此外，午夜时分，一些喜欢熬夜的女性朋友还拿着手机看视频、捧着电脑玩游戏。这种不良的作息规律，非但会影响第二天的工作效率，同时也为乳腺癌症的发生提供机会。美国癌症研究会调查发现，每晚睡眠时间少于 7 小时的女性，患乳腺癌的概率高达 47%。不良的作息时间规律，将打破体内激素平衡水平，造成内分泌紊乱，增加乳腺癌的发病概率。因此，对于繁忙的都市人来说，应该抓住一切可以睡眠的时间，最好晚上 10 点半前就开始洗漱，做好睡前准备工作，保证 11 点前入睡，而午休时间也应该打个小盹，此举也能增强体内免疫细胞的活跃性，起到一定的防癌抗癌作用。

长时间面对电脑，缺乏运动也是时下年轻女性的一大通病。我们建议女性在繁忙的工作之余，每周抽出 1~3 天进行 2 小时的有氧运动。这样做可以明显提高机体的免疫功能，有效预防乳腺癌的发生。在体育锻炼的过程中，女性身体中血液的白细胞会增多，而白细胞具有超强吞噬癌细胞和细菌的能力。同时，体育锻炼还能改善肌体的新陈代谢，提高整个肌体抵御疾病的能力。

（柳光宇）

补充叶酸，会增加乳腺癌患病风险吗？

叶酸是什么呢？它是 B 族维生素中的一种。

B 族维生素家族成员很多，包括维生素 B_1、维生素 B_2、维生素 B_6、维生素 B_{12}、烟酸、泛酸、叶酸等。它们推动体内代谢，在糖、脂肪、蛋白质等转化过程中是不可缺少的重要物质。

人体内如果缺乏 B 族维生素，会导致某些疾病的发生。比如缺乏维生素 B_1 容易引起脚气病，缺乏叶酸或维生素 B_{12} 易导致巨幼细胞性贫血的出现。

目前，以叶酸为代表的 B 族维生素为公众所熟知。例如备孕期女性及准妈妈们，都会大量补充叶酸。原因很简单，她们都想生一个漂亮、可爱且聪明的健康宝宝。

在美国，从 1998 年起强制要求用叶酸强化部分谷物产品，用来防止新生儿的神经管缺陷。这使人们叶酸的平均总摄入量显著增加，并导致体内叶酸血浆水平增加 50%~100%。

此举虽然降低了神经管缺陷、早产和中风的发生率，但其潜在不良反应例如可能导致较高的癌症风险的说法，曾经一度甚嚣尘上。

基于目前的科学研究结果，导致乳腺癌发生的原因并不十分明确，但科研人员在研究中发现这些变坏的乳腺癌细胞都存有 DNA、

RNA 或者蛋白质水平的改变。

部分研究提示叶酸参与的代谢可能在乳腺癌致癌过程中发挥作用。对此，美国哈佛大学等机构的研究人员，曾经检测对额外补充 B 族维生素等营养素前后人体内 B 族维生素的水平，分析其与乳腺癌发病的相关性。

该研究基于著名的护士健康研究（共有 121700 名健康女性参与），1989—1990 年期间，研究组抽取了 32826 名女性强化营养之前的血样，10 年后在这些女性中，有 18743 人进行第二次抽取血样用于检测，同时收集受试者服用复合维生素的情况、家族史、身高、体重、生育和月经等情况。

研究者通过分析后发现，较高的血浆叶酸、维生素 B_{12}、B_6 活性物质与乳腺癌发生风险无关。无论是原位癌还是浸润性癌，无论何种分子亚型的乳腺癌都与 B 族维生素的额外补充没有相关性。

因此，该研究表明，未明确发现以叶酸为代表的 B 族维生素与乳腺癌发生风险之间存在长期相关性。所以，长期补充叶酸会增加乳腺癌的发病率属健康领域的又一"谣言"。

（邵志敏　黄亮）

好习惯助你远离乳腺癌

近年来，随着乳腺癌发病率逐年上升，女性肿瘤防治意识逐步加强，很多女性会在日常生活中减少食用豆制品，从而降低被乳腺癌"盯上"的风险。

那么，少吃豆制品真的这么有效吗？平日我们又能做些什么来有效防治乳腺癌呢？

什么样的人是乳腺癌的高危人群？

首先乳腺癌的风险是随着年龄增加而升高的，在 55 岁左右达到峰值，绝经后的十多年乳腺癌的风险仍然比较高，之后才慢慢下降。

第二个因素是家族史，有乳腺癌家族史的人比没有乳腺癌家族史的人风险要高，有 5%~10% 的乳腺癌发病是跟遗传直接相关的，典型的遗传性乳腺癌病例比非家族遗传性病例发生的年龄更早。随着一级亲属（母亲、姐妹）患乳腺癌人数的增加，乳腺癌的危险度同时也增加。当一级亲属中患乳腺癌人数达到 3 人以上时，乳腺癌危险度可达原来的 4 倍。

第三个是雌激素。雌激素和孕酮水平是乳腺细胞生长繁殖的基础，如果女性月经初潮早，绝经晚，生育晚，意味着体内雌激素偏高的持续时间长，累积的乳腺癌发病风险就会比较高。口服避孕药使用者的乳腺癌危险度也会提升24%，10年后才能降至不服用者的水平。

第四个是生活方式，比如不良的饮食习惯，超重或肥胖等，当然还包括吸烟与饮酒，都会增加乳腺癌的患病风险。

我们经常会听到一些说法，比如食用豆类制品会增加乳腺癌的发病风险，这是真的吗？

无论是在人群还是在实验室中的研究，都不支持这个观点。在人群中的研究说明，豆制品的摄入量与乳腺癌的发病风险成反比。而且对于乳腺癌患者的预后来讲，食用豆制品较多的人群与食用豆制品较少的人群相比，乳腺癌复发转移死亡的风险都较低。

应该如何科学预防乳腺癌？

首先了解自己是否有家族史。如果家族中有女性在50岁前（绝经前）就得了乳腺癌，说明该家族中的乳腺癌遗传风险比较高。如果女性了解到自己可能有家族史，可以到肿瘤专科医院的肿瘤遗传门诊咨询，检测乳腺癌的易感性，比如说BRCA1/2突变，了解自身乳腺癌风险并获得专业指导。

除此之外，无论是否有家族史，女性都可以通过以下几点来有效预防乳腺癌：进行规律的体育运动，合理膳食，保持健康体重；尽量避免吸烟饮酒；有条件的话，坚持母乳喂养。

女性平日应该注意些什么？

对于乳腺癌预防来说，不要等到身体出现症状才去医院，定期筛查很重要。

35~40岁的女性，建议每年做1次乳腺超声检查以及乳腺专科医生的触诊；而在 40 岁以后推荐每 1~2 年进行 1 次钼靶检查。如果没有充足的医疗条件参加乳腺癌筛查的话，学会乳腺自查也很重要。出现以下症状要引起警惕：边缘不清的肿块，皮肤出现橘皮样改变，乳头形状、位置改变等。

（郑莹）

"爱爱"会不会增加乳腺癌复发转移风险?

"性,无疑是爱最高的表达方式,但在生命受到威胁的时候,乳腺癌患者和患者家属都很理智选择了另外一种爱的表达方式,用性压抑代替性,来表示我们内心深处的渴望和爱。"

这是一位乳腺癌患者在术后记录自己心情的文章里写下的文字,作为医务人员看到自己曾经用尽全力救治的患者康复后依然如此伤感地表述自己的性生活状态,内心百感交集。

2020年,全球乳腺癌新发病例数超过226万人,已经超过肺癌和甲状腺癌,成为威胁全球女性健康的第一大癌症。然而,得益于早筛、早诊、早治理念的深入人心,同时得益于科学规范的综合治疗,早期乳腺癌已成为一种致命威胁显著下降的"慢性病"。

因此,乳腺癌患者早期治愈和长期生存成为现实,越来越多罹患过乳腺癌的患者,面临的将是长期乃至终身的康复期。而就在这漫长的康复过程中,性生活的质量,极大程度影响了乳腺癌患者的生存质量。

数据显示,大约有70%的乳腺癌患者在罹患乳腺癌后,性生活存在障碍,甚至有患者和伴侣因为担心性生活会导致乳腺癌复发转移而拒伴侣于千里之外。

诚然，乳腺癌手术往往会导致乳房切除或外形改变，导致性唤起、形象感受和伴侣体验的负面影响；化疗及内分泌治疗又会不同程度改变女性体内的激素水平，导致阴道干燥、萎缩和性兴趣丧失。大量研究表明，乳腺癌患者的性问题如果得不到解决，往往会持续反复存在，极大影响生活质量，并对个人的身心康复和良好夫妻关系的维系产生长期负面影响。

乳腺癌患者究竟能不能拥有"性福"？

首先，我们要了解，帮助女性产生性欲的性激素其实不是雌激素或孕激素，而是雄激素。女性约一半的雄激素由位于肾脏上方的肾上腺产生，而卵巢产生另一半的雄激素，只需要很少量的雄激素就能维持性欲所需要的正常水平。因此，大可不必因为产生了性欲而感到羞耻或者惶恐，因为这就是正常的生理反应和生理需求，而性欲的产生和性行为的发生并不会影响乳腺癌的转归。没有科学证据证明一个人的性生活与发生乳腺癌的危险有关，治疗后恢复性生活也不会增加乳腺癌复发的机会。性和所有的情爱与关怀都是有帮助性的，治疗期间伴侣表现的体贴关心，会对良好情绪有非常积极的作用。

真正健康的"性福"是能够给自己和伴侣双方都带来快乐的性生活。每个人对性的态度和要求都不一样，在确诊初期和治疗的特殊阶段，对性生活失去兴趣是正常现象，对生命的恐惧和对治疗的担心会使性欲锐减，这个阶段大可不必苛求自己，也需要和伴侣充分沟通得到伴侣的理解与支持。当进入康复期后，随着正常生活的慢慢恢复，对性生活的渴望也会逐步恢复，此时便可以顺其自然地享受"性福"。

但是值得提醒各位的是，乳腺癌患者的化疗、靶向治疗以及内分泌治疗等密集治疗期间的无保护性行为甚至意外妊娠是需要避免的。虽然目前并没有证据显示，乳腺癌患者的妊娠或者生育可能导致乳腺癌复发转移的概率上升，但意外妊娠本身可能导致身心的疲于应对，甚至造成规范治疗的中断，这对乳腺癌规范治疗和长期预后的影响是巨大的。

（邵志敏　汤立晨）

一文读懂乳腺 B 超报告

乳房疼痛、小叶增生、乳腺结节、乳腺钙化……这些是不是乳腺癌的早期症状?

乳腺超声检查(又称"乳腺 B 超")已成为女性常规体检项目,人们对 B 超不再陌生。

乳腺 B 超的原理和优势

乳腺 B 超的基本原理是利用不同组织界面对超声波的反射成像。其优势主要有以下几个方面。

(1)没有放射性损害,可以反复进行。

(2)适用于任何年龄和任何生理期,尤其适用于不宜进行钼靶检查的孕期或哺乳期。

(3)对乳腺内的肿块、结节及导管扩张具有很高的敏感性。

(4)对软组织具有良好的分辨力,能够显示乳房及胸壁的各层结构,可以确定病变的解剖部位和层次。

(5)对乳腺腺体较致密的病例具有较大价值,弥补了钼靶的不足。

(6)对于钼靶的盲区如乳房边缘、小乳房或胸壁肿块,B 超都可以显示。

（7）与 X 线片检查互补，这两项检查是乳腺癌筛查和早期诊断的黄金组合检查方法。

（8）引导精确穿刺，避开周围血管，减少血肿的发生率。

（9）可清晰显示腋窝及锁骨上有无肿大淋巴结，还可初步定性是否有转移。

女性多久需检查一次乳腺 B 超?

（1）机会性筛查一般建议 40 周岁开始。

（2）乳腺 B 超检查可以作为乳腺钼靶筛查的联合检查措施或钼靶筛查结果为 BI-RADS 0 级者的补充检查措施。

（3）鉴于我国女性乳腺癌发病高峰较早，绝经前患者比例高，乳腺相对致密，B 超可作为乳腺筛查的主要检查手段之一。

（4）对于乳腺癌高危人群可将筛查起始年龄提前到 40 周岁前，筛查间期推荐每年 1 次。

中国抗癌协会对乳腺癌高危人群的定义为：

（1）有明显的乳腺癌遗传倾向者。

（2）既往有乳腺导管或小叶中重度不典型增生或小叶原位癌患者。

（3）既往接受过胸部放疗者。

做了乳腺 B 超检查，还需要做其他补充检查吗?

B 超对乳腺的检查不足之处主要体现在对钙化的检测敏感性较低，良恶性肿瘤图像时有交叉，可能会有误诊或漏诊的情况。B 超检查没问题，不能完全排除乳腺病变的可能性。建议就诊者 B 超检查后，至专科医生处就诊，由医生结合其他的影像学检查综合判断。

读懂 B 超报告上的 BI-RADS 分类

BI-RADS 分类为美国放射学会制定的报告乳腺病变的标准。分为 0~6 类，代表超声医生认为这个结节为恶性的可能性有多大。0 类是最需要关注的一个分类。说明超声医师怀疑 1 个区域可能为恶性，但无法获得足够的证据来支持，需要进一步的检查来明确。1~6 类显示的是病灶为恶性的可能性大小。

超声医师对患者的建议是：拿到超声报告后首先稳住，不要慌！去找临床医生，根据相应的分级进行相关的处理即可。

（常才　李佳伟）

乳腺癌的"命"与"运"

命是什么？命由内在基因、个人体质决定，生而有之，是不可抗力。我们一旦掌握基因的相关信息，可以积极地通过某些策略对乳腺癌加以规避，降低发生的风险。哪怕自己生病了，我们的子女、父母同样可以通过一些检测方法，来防患于未然。

运是什么？运就是后天的行为和机遇，大部分人的生活习惯、职业工作、包括心态心情都不一样，这些变量经过长时间存在后，最终导致的结果（如不同个体的乳腺癌发病、复发转移风险）会综合作用在自身。

命：乳腺癌的遗传

首先，我们来谈一下"命"。命，首先想到的是家族遗传。

家族遗传性乳腺癌比较明显的特点在于家庭中一般有两个或以上的亲属患乳腺癌，发病人数较多，并且发病的人往往也比较年轻。

目前检测出来的乳腺癌遗传基因主要是 BRCA1/BRCA2，父母都有可能遗传。

在临床中，如果碰到有遗传可能的患者，推荐做基因检测，进行遗传咨询，看看基因里是否存在 BRCA1/BRCA2 突变。如果存在，终身患乳腺癌的风险将高达 70%~80%。也就是说，每五个突变携带者，有三四个最终会患乳腺癌。

当知道自己有相关因素时，要及早进行一些干预防范措施，不要任由良性体质朝恶性方向发展。

命：高雌激素水平

很多女性一听到高雌激素，脑海中就会联想到乳腺癌。确实，两者的关系是很紧密的，需要尽量避免或是及早预防这种状态。

证据显示，初潮来得早、绝经年龄晚（中国女性一般在 13 岁左右初潮、50 岁左右绝经）的女性，乳腺暴露在雌激素下的时间会更久，乳腺癌发生的风险就会越高。

有研究指出，不生或者很晚才生孩子的女性患病风险更大，因产后哺乳相当于二次乳腺发育，有助于降低乳腺癌风险。

总的来说，基因、体质决定的很多东西虽然无法改变，但可以做一些微调。比如及早地进行基因检测或是激素状态调整，通过合理的策略加以处理。

运：潜在危害的药物

哪些药物与乳腺癌高度相关呢？

第一，要避免的是避孕药。不要长期、持续地服用避孕药。如果长期服用，雌、孕激素状态都会出现紊乱，这是比较危险的。

第二，很多女性想延缓衰老，于是就给自己补充一些女性性激素，感觉好像一下子又重新展开了人生第二春，这种做法其实并不提倡，人到了一定年纪，体内激素本来就应该变低，人为地让它升高，对乳腺来说是很危险的。

第三，就是保健品。目前市面针对更年期、青春期的一些保健品有很多，一吃就感觉神采焕发。事实上这些保健品里面都含有不同程度的激素，获得身心愉悦的同时，却伤害了乳腺。

运：身边容易被忽略的危害

还有一些"运"就是我们的职业环境和日常生活中会遇到的暴露物。

不合格装修材料会挥发有害气体，长期暴露其中，不仅仅是乳腺癌，还会增加肺癌、白血病、淋巴瘤等疾病的患病风险。

在正常情况下，人体内分泌系统会分泌一些相关的因子，如果因职业原因，日夜颠倒，在晚上该睡觉、该分泌的时候，它没有分泌，会导致内分泌失调，乳腺发病的风险也大大提高。

此外，长期炎性等刺激后，也可能导致病理性致癌。

（余科达）

40 年抗癌巨变：从单一到多样，从最大到最准，从局部到综合

认识改变：从"单一"到"多样"

近几十年来，随着分子生物学的发展、对肿瘤特性的了解，我们对肿瘤的认识不再单一化，开始认识到不同肿瘤的生物机制和特性完全不同，对治疗的认识也变得多样化。

过去，人们对肿瘤发展模式的认识是肿瘤先在局部生长，然后转移到淋巴结，最后转移到血道，因而认为扩大局部手术切除范围能提高生存率。可是随着时间的推移，我们发现肿瘤有不同的生物学特性，应针对肿瘤不同的生物学特性，采取不同的治疗方法，可以提高治愈率。

乳腺癌的治疗在完成手术切除后，只能通过淋巴结是否转移对其愈后进行评估。现在我们可以通过激素受体以及其他一些指标的测定，制订不同的辅助治疗方案。受体阳性的患者，可能预后较好，有些患者不需要再进行化疗，可以单用内分泌治疗；受体阴性的患者，则需要进行化疗，对 Her2 阳性患者可用靶向治疗。

理念改变：从"局部治疗"到"综合治疗"

随着对肿瘤的深入认识，让我们意识到肿瘤手术并不是切得越多、越大，治疗就越彻底；也不是发现得了某种肿瘤后，手术或者放射治疗后就万事大吉，相反，应根据肿瘤不同的生物行为采用不同治疗方案，综合治疗是提高疗效的关键。

然而在临床上，肿瘤的多学科综合治疗并不是指把所有的治疗方法叠加起来，就叫"综合治疗"。合理的"综合治疗"，是根据患者的病情及各项检测的结果，了解肿瘤的生物特性后，综合考虑个性化的治疗方案。比如手术治疗后对没有淋巴转移的乳腺癌患者，一般不需要放疗；早期的、2厘米以下的、激素受体呈阳性的、年龄较大的肿瘤患者，也不需要化疗，而用内分泌治疗；内分泌治疗一定要针对激素受体阳性的患者；而Her2阳性的患者术后可联合靶向治疗。

手术改变：从"最大范围切除"到"微创、精准切除"

以往，肿瘤治疗理念是最大范围地切除，以防肿瘤的转移和复发。因此，临床上常见的就是患者肿瘤的部位，能切多少就切多少。20世纪60年代时，还曾出现过半身切除的报道。

现在，随着治疗技术的发展，各种腔镜下手术的进展，大范围切除已成功过渡到最小、最有效的切除。这也是肿瘤治疗的根本改变。

此外，药物领域近十年也在飞速发展，化疗药物、内分泌药物以及靶向药物的逐步出现，扩大了手术后辅助治疗的"队伍"，也提高了肿瘤患者的生存率。

（沈镇宙）

手术、放疗"组合拳"，
不让患者因疾病失去乳房

相较于 30 年之前，乳腺癌的诊治理念已经从"以病为中心"转向"以人为中心"，乳腺癌早已不是一种"绝症"。医疗技术不仅要给乳腺癌患者长期生存的治愈机会，而且要关注患者的心理和社会回归问题。"一刀切"的手术方式应该慎用。

近些年，肿瘤医院乳腺外科团队发起了一个名为"不让一个患者因疾病失去乳房"的关爱活动。在临床工作中，对于那些适合接受保留乳房手术或者乳房重建的患者，医生都会极力推行这些身心同治的手术方式，用最小的器官损伤，减少乳腺癌对患者的心理创伤。

保乳术后接受全乳放疗与术后不接受放疗相比，能够有效降低近 2/3 的局部复发率，因此对于绝大多数早期乳腺癌患者来说，放疗是局部手术后必要的后续治疗手段，能提高保乳手术的成功率，并有效提高患者的生存。

患者在规范的保乳手术及全身治疗之后辅以 3~6 周左右的全乳放疗，与传统"一刀切"的根治术相比，在局部复发率、远处转移率和长期总生存率方面基本无差异，从而确保了保乳治疗得以完整而完美的实现，既保证肿瘤安全，又保障了患者的美容和心理支持。

由于乳腺、胸壁紧邻心脏、冠状动脉和肺等重要脏器，当这些脏器接受一定剂量照射，经长期随访发现有部分患者产生不同程度的心肌缺血，严重者甚至导致心肌梗死。对于左乳同时使用阿霉素、赫赛汀等心脏毒性药物，或本身伴有心脏基础疾病的患者，质子重离子放疗具有很好的适形优势，可使心脏部位受照射剂量降低90%，肺的受照射剂量降低50%以上，从而降低心血管疾病的发生率。

对于早期乳腺癌保乳术后患者，前期研究提示全乳大分割同期瘤床加量放疗方式患者耐受性好，皮肤急性反应低，美容效果患者自评满意率较高，具有可行性，可操作性良好。

强大外科实力加上精准的放疗技术，强强联手打出"组合拳"，能有效实现 1+1＞2 的治疗效果。

（邵志敏　俞晓立）

保留乳房手术会增加术后复发转移风险吗？

很多乳腺癌患者会依据传统的观念，认为切除的范围越大，治疗的效果更好，而事实上，这已经是一百多年前的观点了。已经有明确的临床治疗结果证明，在常规根治性治疗的基础上，进一步扩大手术范围，并不能提高疗效，反而会多出很多并发症。而对于可保乳的患者，保乳联合放疗，同时，在有效的分类系统治疗保障下，可以取得与全乳切除相似，甚至更好的局部控制效果。

保乳手术通俗来讲就是保留乳房的手术，即将乳房肿块做广泛切除，而非切除整个乳房。手术中会完整切除肿块以及肿块周围部分正常组织，以保证肿块的彻底切除。

保乳手术后患者乳房有较好的外形，很好的自我感觉。但保乳手术有一定的适应证，并非每个患者都可用保乳手术。

行保乳手术须符合以下几点。

（1）肿瘤大小。肿块太大切除范围必然相应增大，对于乳房本就不太丰满的中国女性来说，这种情况下进行切除，达不到保留乳房后的效果；而如果缩小切除范围，往往肿块切除不彻底而容易引起乳腺癌复发。一般小于3厘米而且乳房有一定大小的女性才会推荐做保乳手术。部分乳腺癌患者，在通过新辅助化疗后，乳房肿块缩至小于3厘米或完全不能摸到，也是保乳手术的合适人选。

（2）肿瘤位置。肿瘤位置应离乳头乳晕有一些距离，如在乳头乳晕后方一般不适宜行保乳手术。同时肿块离乳头乳晕远，更有利于术后乳房外形的完美。

（3）乳房内有多发性病灶，不适合做保乳手术。因为这种情况下，即使保乳手术后也不能保证乳房内没有肿瘤残留，手术前，可以做磁共振检查了解乳房内情况。

（4）肿块较大，有水肿以及腋淋巴结有明确肿大者亦不宜行保乳手术。所以，有保乳意愿的患者应该咨询自己的主诊医生，在听取他们专业意见的前提下，考虑自己的手术方式。

很多国际的大型临床试验也证实了，保乳手术后患者的治疗效果及总生存率与乳房全切患者几乎没有差异。

专业的手术前评估，规范的手术及术后辅助治疗，使得保乳手术效果安全可靠。

符合保乳手术条件的患者应保持追求高质量生活的决心和信心，活出更自信的自己！

（吴炅　陈嘉健）

乳房重建，给予患者"爱"的呵护

手术是目前针对乳腺癌的主要局部治疗手段，简单划分的话，可以分为保乳和不保乳。

保乳手术就是最大可能地保留乳房原有的形态和感觉，切除乳腺内肿块和部分乳腺腺体，在控制肿瘤的同时拥有较好的乳房外形。对于不适合保乳的女性而言，乳房重建是恢复其乳房外形的主要手段。

从 2012 年开始，我国已逐步开展乳房重建手术，当时候全乳切除术后重建比例约为 4.5%，远低于西方发达国家水平。2015 年，美国乳腺癌术后即刻乳房重建率已达 54%。在一项关于中国乳腺癌术后乳房重建手术横断面调查研究中，选取了中国 110 家年手术量大于 200 例的医院，调查研究显示 87.3% 的医院已经开展了重建手术，全乳切除术后总重建比例在 10.7%。

制约重建手术开展的相关因素包括技术难度大、耗时长、重建手术人才培养周期长和假体补片等材料获得较难、费用较昂贵等。

随着人民生活条件的不断提高，临床上患者要求进行乳房重建的呼声与日俱增。乳腺癌治疗已逐渐由单纯的疾病治疗，发展为兼顾乳房外形乃至功能恢复的手术。

组织来源

根据乳房重建的不同的组织来源，乳房重建主要分为两种，一种以假体植入物为主，另一种是自体植入物重建，或者联合以上两种方式。假体植入物重建通常由扩张器、乳房假体、补片等组成；自体植入物主要使用的是背阔肌肌皮瓣、腹直肌肌皮瓣、股薄肌肌皮瓣等。在背阔肌肌皮瓣容量不够的情况下，可能需要联合假体共同完成。

重建时间

根据重建时间的不同，乳房重建可以分为即刻重建和延期重建。在乳房切除的同时进行的乳房重建手术，称为即刻重建，患者在这个过程中没有缺失乳房，达到一次麻醉、两种治疗的目的，但是即刻重建中有一小部分患者会出现皮瓣坏死，可能会延迟辅助治疗的时间。

在全乳切除术后的数月或数年后进行乳房重建，称为延期重建，延期重建为那些既往已经切除乳房的患者，或者目前没有考虑充分的患者提供较为充裕的时间去考虑重建相关的问题，或者是针对目前的肿瘤负荷不适合的患者提供了再次拥有乳房外形美的机会。

但是由于延期重建是在乳房切除的基础上"装"一个乳房，所以从外形满意度上要略低于即刻重建，同时可能需要序贯更多的修整手术。

临床医生会根据患者的肿瘤特点，经济状况，患侧乳房的外形、容积，不同的需求以及供区的条件来制订个体化的手术方案，同时也需要兼顾患者本身的内科基础状况。

患者的意愿是临床医生在乳房重建计划制订时候需着重考虑的一点。有的患者对假体充满恐惧，不希望用所谓假的东西进行乳房重建，那么就会优先选择自体组织重建。对于有怀孕生育意愿的年轻乳腺癌患者不宜首选腹直肌肌皮瓣。如果想损伤小，手术时间短、恢复快、疤痕少，则可以选择假体。还有一些中年女性提出，对于腹部的赘肉非常不满意，希望在手术的时候使用这部分组织，那么腹部皮瓣是可以同时达到两种手术目的的优选……

对于乳房重建，有很多人充满了恐惧，更多的是因为不了解，首先一个原因是她们刚刚获知患乳腺癌，对于这个疾病非常地害怕，认为是不治之症，情绪比较低落，所以对手术方式不在意，往往更在意治疗的本身，并不关心什么样的手术方式对今后的生活质量有帮助。我们也可以看到在术前谈话时候，患者本人会盲目听从一些非专业的亲友的"劝诫"，盲目地认为只有切除才能保命，认为手术越快做掉越好，根本没有时间静下心来想一下自己到底需要什么，更加忽略了乳房作为女性标志的重要性。

由于乳腺癌部位的特殊，对于女性来说，它不单单是一个器官，还是一个性器官，关乎着女性的尊严和自信。也有些患者觉得麻烦，因为可能需要1次以上的手术操作，觉得会增加手术的费用和时间，所以放弃了重建的机会。还有一些患者顾虑重建手术会不会延误乳腺癌的治疗，或者对乳腺癌治疗有害。其实以目前的临床数据为依据，重建手术并不会影响肿瘤学的安全性和患者的生存率，即刻重建在肿瘤学的安全性也已经被证实，与单纯切除不重建的患者比较，在局部复发、远处转移上无明显差异。

目前由于乳腺癌筛查的普及以及大众意识的提高，越来越多的早期乳腺癌被发现，经过系统的治疗，乳腺癌患者的五年生存率超过90%。所以在治病的同时如何保证女性应有的自信和尊严，提高患者术后长期的生活质量和身心健康是每一个肿瘤整形多学科团队需要考虑的问题。在评估、计划和实施的全过程中，需要多学科团队相互间的协作，与病患的充分沟通，为患者制订个体化的最佳的手术治疗方案。

（吴炅　黄晓燕）

乳腺癌术后手臂功能受限，怎么办？

如何在乳腺癌术后有效恢复手臂功能？

乳腺癌术后手臂功能受限既可能发生在腋窝淋巴结清扫术后，也可能发生在前哨淋巴结活检术后。

这可能是由于手术切除了乳腺、皮肤、脂肪、血管及淋巴组织，从而导致腋窝空虚。而切口被缝合且愈合后，腋窝皮肤就会与周围组织粘连，缺乏弹性。当手臂做外展、上举动作时，患者就会感觉功能明显受限，甚至伴有疼痛感。

文献报道这种患肢功能障碍发生率可高达60%~70%。若不及时采取有效的措施，患肢障碍会越来越严重。"及时"一般是在术后第4天开始肩关节功能锻炼，但可以避免外展，以免影响伤口愈合。

功能受限可以恢复吗？

乳腺癌术后如果及早开始有效的功能锻炼，可以在很大程度上预防患肢功能障碍或恢复上肢功能，但一般无法自行恢复。

有研究显示，12%~49%的患肢功能障碍在术后1年仍未恢复到术前水平，甚至在前哨淋巴结活检术后2年，仍有41.4%的患者会有手臂外展功能障碍；当中位随访时长延长至术后 55.5 个月时，仍有 19.5% 的患者会发生患肢功能障碍。

另有 1 项研究表明，即使在术后 7 年，41% 的前哨淋巴结活检术后患者，或 70% 的腋窝淋巴结清扫患者会出现一种或多种肩关节—手臂相关的功能障碍问题。

因此，功能锻炼需长久坚持！

功能受限如何才能恢复？

乳腺癌术后通过肩关节功能锻炼可以改善手臂功能受限。原因是肩关节功能锻炼可以牵拉腋窝皮肤，牵拉粘连的瘢痕。在瘢痕纤维稳定前，通过牵拉使其延展性增加，重新塑形，逐步适应肩关节活动范围。肩关节功能锻炼可徒手或依靠相关器械完成，但需循序渐进，分阶段进行。

乳腺术后早期功能锻炼方案为：在术后第 1 天即可开始屈伸手指及手腕；在术后第 2~3 天，开始屈伸患肢肘关节；在术后第 4~7 天，开始抬高患侧手肘；第 8~9 天，开始松肩运动；第 10 天开始抬高上臂；第 11~12 天，开始颈部及手臂前后摆动；第 13~14 天，开始抬高肩部。

但需注意，在伤口引流管拔除前，避免大幅度外展手臂包括手臂外展等，以免影响伤口愈合。患者在术后 1~2 个月开始做中期康复操，在术后 3 个月开始做晚期康复操。

患者恢复后生活中需要注意哪些细节？

乳腺癌术后如果没有伤口延迟愈合，无皮下积液，则需长期坚持肩关节功能锻炼。锻炼的形式可以简单，也可以复杂。

最简单的即是练习手臂爬墙，当遇到爬墙困难时，可停留 10 秒钟后再慢慢进行，且试着记录爬墙高度。

乳腺癌术后可以练习八段锦吗?

乳腺癌术后,为促进患肢功能恢复可以练习八段锦。

八段锦是一套有氧健身运动。全国高等中医药院校规划教材《中医气功学》指出该功法可以行气活血,调理脏腑,又可以柔筋健骨,养气壮力。患者的运动量适度,不易疲劳,也不乏味。尤其八段锦前四式侧重上肢的运动,有研究表明它可以帮助改善患肢功能,具有临床应用价值。

(候胜群　李云　张晓菊)

年轻女性患乳腺癌有哪些特点？

　　年轻女性和临床医师对乳腺癌缺乏警惕性，常误诊为乳腺纤维腺瘤或乳腺增生症等，从出现症状到首次就诊时间平均为 2 年左右，延误了最佳治疗时机。

　　对年轻化乳腺癌缺乏有效的诊断手段。由于青年女性乳腺的生理特点，乳腺腺体致密，在乳腺钼靶 X 片上难以分辨密度异常的病变；B 超检查虽然可以发现密度异常的病变，但难以确定良恶性；乳腺磁共振检查虽有较高的敏感性和特异性，但费用昂贵，难以推广应用。只有穿刺细胞学检查诊断意义较大。

　　年轻乳腺癌以浸润性导管癌多见，肿瘤分化差，恶性程度高，具有较强的侵袭性；腋窝淋巴结转移率较高；雌激素受体阴性率高，对于内分泌治疗敏感性差，因此青年乳腺癌病变进展快，预后差。

　　年轻乳腺癌患者往往会有形体缺失等方面的顾虑。对于这些年轻患者，符合指征的，常常推荐进行保乳手术。

　　在保乳手术后，年轻患者的乳房满意度、心理健康和性健康也对预后有长期的影响。接受保乳手术（BCS）和乳房切除术伴乳房重建（RECON）的年轻乳腺癌患者具有更高的生活质量，其生存优于全切患者也可能是由于全身治疗和社会心理因素的综合作用。同时，也有一些研究显示，局部的免疫效应，可能会提高患者的生存率。

其实保乳手术也并不只是年轻乳腺癌患者的首选，而是所有乳腺癌患者的首选。对于符合保乳条件的、可以进行放疗的乳腺癌患者而言，保乳手术都是首选。从手术时间、创伤范围、恢复时间，以及术后生活质量，保乳手术都明显优于全乳切除。

年轻乳腺癌患者治疗后，在日常生活、复查、运动等方面有哪些注意事项？

（1）维持健康体重，限制纯糖及细粮的摄入，减少动物性脂肪的摄取，提高新鲜蔬菜的摄取量，适量食用水果，适量摄取蛋白质，尽量戒酒，避免不必要的营养品。

（2）需要进行常规随访，2 年内每 3 月 1 次，2~5 年每年 1 次，5 年后每年 1 次。

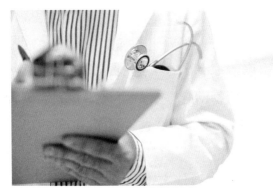

图 9　进行常规随访

（3）预防和战胜乳腺癌的有效方法之一就是坚持体育运动。有规律的运动有助于防止乳腺癌复发，并从整体上提高生活质量，起到恢复体能、改善情绪及睡眠、骨骼健康等多种效果。

（4）制订各时期、各阶段的运动计划，选择合适的运动形式和强度，循序渐进，逐渐增加运动时间，找到适合自己的运动项目，进行中等强度的运动，每天 30 分钟以上，每周 5 天以上。

（吴炅　陈嘉健）

什么是乳腺癌新辅助治疗?

在乳腺癌治疗中,大家都有一个认识误区,首诊能不能开刀?如果不能开刀,病程都是中晚期?

科学认识乳腺癌新辅助治疗

其实,近些年乳腺癌治疗有了很大进展。乳腺癌的诊治发展到今天,有的乳腺癌患者先药物治疗,有的直接手术。有一种肿瘤分期叫作 TNM 分期,一般到了 T3N1M0 这样的 Ⅲ A 期的情况下,也都是可手术乳腺癌。

乳腺肿瘤有很多类型,包括伴有淋巴结转移的、肿块达到 T2 的……一些看似"难以手术"的乳腺癌,事实上都可以做新辅助治疗。

所谓新辅助治疗,指的是把以前在手术后要做的治疗,比如化疗、内分泌治疗、靶向治疗等放到手术前做。传统意义上大肿块的患者往往无法保留乳房,而新辅助治疗可以将不能保乳的乳腺肿瘤变成(降期)可以保乳的乳腺肿瘤,即缩小了手术的创口,又保持了乳房的外观,同时结合开刀时的术中病理报告立刻就能知道新辅助治疗到底有效还是无效。

另外，在乳腺癌的分子分型中，HER2 阳性的乳腺癌、三阴性乳腺癌通常都会进行新辅助治疗，也就是手术前的治疗，然后观察能不能达到病理学上的完全缓解（pCR）。如果达到完全缓解就代表这部分患者预后非常好；而对于那些达不到完全缓解的患者，更多的是在术后想办法补救，目前临床上有许多药物的应用改善了这部分患者的预后，使得其疗效能够接近术后达到 pCR。

这个模式的应用已经使得越来越多的乳腺癌患者获益，故可以先不开刀，而是先做新辅助治疗。

乳腺癌新辅助治疗应用广泛

随着大家理念更新，越来越多早期乳腺癌患者，而不只是中晚期乳腺癌患者，也开始接受新辅助治疗。

举一个例子，早期 HER2 阳性的乳腺癌患者，常规接受手术，术后需要做化疗，又要做靶向治疗，比如曲妥珠单抗＋帕妥珠单抗双靶治疗；有较多淋巴结阳性的患者，还需要做小分子药物的强化治疗；甚至如果激素受体阳性，内分泌治疗也是必不可少。这些所有的治疗都按照指南规范，有循证医学的证据，按要求都是应该做的。但是具体到每一个患者来说，那么多的治疗到底有没有效？这是医生关心的问题，当然患者更关心。

对于前面的案例，如果选择新辅助治疗，目前国内的双靶方案的完全缓解率基本上能达到国际先进水平，患者用了这样的方案 6~8 个疗程以后，如果能够达到 pCR，后期有的治疗就不需要再进行了，患者仅仅进行靶向治疗 1 年就可以了。

当然有疗效好的患者，也就有疗效不佳的患者。疗效不佳的患者是指达不到完全缓解、肿瘤有残留的，甚至有极个别的情况，一边应用新辅助治疗，肿瘤还在进展，或者出来其他新的病灶，这时候我们就得赶快想办法了。

目前有着许多新型的抗体偶联药物（ADC）作为达不到完全缓解患者的强化治疗，可以使得患者的预后明显提升。但如果按照传统模式，直接进行手术，手术都做过了，后续一直治疗和检查，也许1~2年后检查，肿瘤复发了，才知道治疗是无效的。所以，在手术前进行的新辅助治疗具备了常规辅助治疗所没有的优势。

中晚期的乳腺癌患者，也可以分成两种：一种叫局部晚期的乳腺癌，还有一种叫远处转移、复发的乳腺癌。

对于局部晚期的乳腺癌，我们可以通过新辅助治疗，就是手术前药物治疗，将不能手术的乳腺癌变降期成能手术的乳腺癌。而对于有远处转移的晚期乳腺癌患者来说，主要目的不是治愈，而是控制疾病，延长生命，提升生活质量。

乳腺癌的治疗发展到今天，医生会根据患者的肿瘤情况，以及乳腺癌的分子分型来决定是先手术，还是先做化疗，用最好的"组合拳"，使患者获得最大程度的生存获益。

（胡夕春　赵明川）

驾驭乳腺癌全面康复的"三驾马车"

随着医学的不断进步，乳腺癌生存率不断提高，乳腺癌成为大家所熟知的糖尿病、高血压等慢性病一样需要长期全程管理的疾病。在漫长的乳腺癌康复过程中，我们需要加强全程管理，驾驭好贯穿乳腺癌诊断、治疗与康复随访的"三驾马车"，乳腺癌患者才能走上全面康复的"康庄大道"。

第一驾马车：乳腺癌身心症状的管理

乳腺癌综合治疗所带来的身心症状会导致生活质量与身心状态的下降，而这些身心症状往往是可以通过预防或者治疗手段来进行干预并得到改善的，无需担忧或是忍受。以淋巴水肿和心理健康为例，我们强调基线与随访期的定期评估和干预。

1. 淋巴水肿

淋巴水肿是由于乳腺癌手术损伤了腋窝这个重要"枢纽"，导致淋巴回流的通道"断流"或"减少"而导致的。对于淋巴水肿的管理，术前的基线评估十分重要，我们需要知道术前手臂体积与活动度的差异，才能在术后随访时进行对比判断。

预防方面，术后淋巴水肿的发生，首先可以在手术方式的选择上尽可能用前哨淋巴结活检替代腋窝淋巴结的清扫；其次术后上肢淋巴水肿的预防手段如向心性按摩、佩戴压力袖套都是必需的，再者要避免一些可能导致淋巴水肿发生与加重的因素，例如需要避免过大的外界压力（如紧身衣、提重物、测血压等）、避免患肢长时间下垂和睡觉时压迫、避免上肢的损伤（如虫咬、烫伤、注射、抽血、肌肉拉伤等）。

如果发生了较为严重的水肿，我们也可以通过综合消肿治疗、淋巴手法治疗，甚至手术等手段来最大程度地消除水肿。但切记，淋巴水肿是无法根治的，预防胜于治疗。

2. 心理症状

心理的状态在每个人的日常生活中的各种情境下各不相同，乳腺癌患者从得知病情到接受治疗的时间往往并不充足，让乳腺癌患者在诊疗过程中伴随的负性情绪往往无法及时调整，尤其是恐惧、抑郁与焦虑的管理在乳腺癌康复中发生率最高而需要基线的评估与干预。利用不同的心理量表可以评估心理症状的严重程度。

干预方面，例如倾诉、冥想、正念、瑜伽等积极的干预手段可改善负性情绪，提高对治疗的依从性，减轻躯体症状如疼痛及放化疗引起的恶心、呕吐，甚至有助于提高患者的免疫功能，抑制肿瘤的发展、改善患者的预后。

我们应鼓励乳腺癌患者寻求同辈支持、家庭支持、精神科医师或心理医师的帮助，以增强抗癌的信心和斗志，用正确的心态面对逆境，既有利于患者足程完成规范化治疗，更有助于患者回归正常生活。

第二驾马车：乳腺癌伴随疾病的管理

乳腺癌的伴随疾病有时比乳腺癌本身更难管理，因为大家的"知信行"还尚未成熟。对于伴随疾病，我们同样强调基线与随访期的定期评估和干预。

以骨质疏松为例，骨质疏松是绝经期及围绝经期尤其是接受内分泌治疗的患者十分常见的伴随疾病，我们在开始全身治疗尤其是内分泌治疗前就需要基线检测骨密度情况，来判断是否需要进行干预。

针对进行内分泌治疗的绝经后女性以及使用芳香化酶抑制剂的患者，建议根据不同的风险分级采用相应的处理方法。

T 值 ≥ −1.0 为低风险，应补充钙剂和维生素 D 并每年评测风险变化和骨密度。

T 值 ≤ −2.0 为高风险，应接受双膦酸盐治疗（每 6 个月 1 次）并补充钙剂和维生素 D。

T 值 −2.0 ~ −1.0 为中风险，指伴有以下任意 2 个及以上的危险因素：年龄 > 65 岁、体重指数 < 20 千克 / 米^2、髋骨骨折家族史、服用糖皮质激素 > 6 个月、吸烟（目前吸烟或有吸烟史），应按高风险患者处理；若无风险因素，则参照低风险患者处理。

对于高风险患者，采取双膦酸盐的干预治疗可以降低骨折事件的发生风险。采用芳香酶抑制剂进行内分泌治疗时，可考虑选择对骨丢失影响较小的甾体类芳香酶抑制剂进行治疗。

第三驾马车：健康生活方式的管理

健康的生活方式具体如下。

1. 规律作息

早睡早起，做运动，按时规律作息，不熬夜。运动的强度与时间推荐每周进行不少于 150 分钟的中等强度锻炼或者 75 分钟的高强度锻炼，也就是坚持平均每天 30 分钟左右的中等强度运动，同时需要每周 2 次的抗阻力训练来维持肌肉状态。

2. 规律饮食

不要暴饮暴食，低油低盐饮食，避免含有雌激素的食品。根据中国居民膳食宝塔进行合理均衡的饮食搭配。

3. 戒烟戒酒

戒烟戒酒，因为任何程度的吸烟喝酒，都会促进乳腺癌的发生与发展。

4. 控制体重

控制健康的体重与 BMI 指数。BMI 计算公式为：BMI= 体重（千克）除以身高（米）的平方。成人标准值是 BMI18.5~23.9 才算标准体重。有研究表明，过度的肥胖与过低的体重都可能导致各类健康问题。

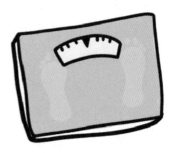

图 10　控制体重

5. 心态健康

健康生活方式的重要标志之一，即有一个健康阳光的心态。

总而言之，重视基线的评估与康复随访期的定期评估与干预，才能驾好乳腺癌全程康复的"身心症状管理""伴随疾病管理"和"生活方式管理"三驾马车，真正实现乳腺癌患者的全面康复。

（汤立晨）

肺癌

发现肺结节，让"子弹飞一会儿"
还是"一刀切"？

随着肺部 CT 扫描的普及以及居民健康体检意识的提高，肺结节的检出率明显增加。我国正常人群体检的肺结节检出率为 20%。由于肺结节的大小、形态、位置等特征表现千变万化，体检发现肺结节常常让人不知所向。

在谈癌色变的时代，为了避免"夜长梦多"，大部分人想直接手术切除"一了百了"。可手术结果常常提示为良性病变，虽然暂且免去焦虑，但是却让身体承受了手术带来的其他伤害。

那么，发现肺结节，到底是应该让"子弹"飞一会儿还是"一刀切"呢？别纠结，笔者总结了以下几点，让您正确认识肺结节。

什么是肺结节？

肺结节的定义为影像学上直径 ≤ 3 厘米的局灶性、类圆形、密度增高的实性或亚实性肺部阴影，可为单发或多发，不伴肺不张、肺门淋巴结肿大和胸腔积液。

体检发现肺结节，都需要手术切除吗？

面对肺结节，许多人抱着"宁可错杀一千，不可放过一个"的心态，常常因此"白挨一刀"。研究发现，一般体检首次发现的孤立肺结节，90% 是良性的，最常见的是肉芽肿或者肺内淋巴结。其他病变包括尘肺结节（矽肺、煤工肺、PM2.5 等）、炎性假瘤、肺错构瘤、肺结核球等。良性肺结节在随访复查过程中长时间无变化或者吸收变小，可避免因手术所带来的伤害。

哪些肺结节需要特别注意呢？

（1）从密度上来看，一般来说，实性结节、磨玻璃样的结节需要特别警惕。CT 片上密度比较实的结节常常是炎性肉芽肿、疤痕、淋巴结、原发恶性肿瘤或者转移瘤；而磨玻璃结节通常为原位癌、微浸润性肿瘤或者早期浸润性的肿瘤。

（2）从大小上来看，结节体积越大，恶性概率越高。既往研究发现，对于直径小于 5 毫米的肺结节恶性概率为 0.4%，和正常人群发生肺癌的风险相当；直径 5~10 毫米的结节恶性概率约为 1.3%；而大于 10 毫米的结节恶变概率增加到 15.2%。因此，直径大于 10 毫米的肺结节应该尽早诊治。

（3）根据数量来看，一般肺结节数量从 1 个增加到 4 个，原发癌症的风险增加，但有 5 个或更多结节的患者癌症风险降低，大部分可能是感染引起。

（4）此外，从结节的形态上看，对于形态上张牙舞爪，如有分叶、短毛刺的结节，恶性概率高。

总的来说，判断肺结节是否良恶性，结节的直径大小是主要的参考因素，在其基础上还需结合其密度、形态、数量来综合考量。

发现肺结节，应该如何让"子弹飞"？

体检发现肺结节后，无需过分慌张。切忌盲目追求手术切除，建议到专科门诊咨询处理策略。大部分小于 5 毫米的结节无需手术，仅需常规随访即可。在随访过程中，出现以下变化，则要及时干预。

（1）结节增大，密度变实；病灶缩小，但出现实性成分或其中实性成分增加。

（2）出现分叶、短毛刺、空泡、血管集束、胸膜凹陷、支气管截断等影像表现。

肺结节如何预防？

（1）定期体检，重点人群加强筛查，尤其是年龄 ≥ 40 岁，长期吸烟、有环境或高危职业暴露史（如石棉、镉、铀、氢等接触者），以及既往罹患恶性肿瘤或有肺癌家族史者。

（2）戒烟戒酒，远离二手烟，避免职业暴露和空气污染环境。

（3）加强锻炼，保持良好健康的饮食生活方式。

还有哪些肺部肿瘤？

（1）原位癌。原位癌是指黏膜上皮层内或皮肤表皮层内细胞全层癌变，但未突破皮肤或黏膜下的基底膜侵犯到周围组织。

（2）炎性假瘤：肺炎性假瘤是一种肺实质非特异性炎性增生性肿瘤样病变，是由肺内慢性炎症产生的肉芽肿、机化、纤维结缔组织增生及相关的继发病变形成的肿块，并非真正肿瘤。肺炎性假瘤占肺部良性肿瘤的第一或第二位。

（3）肺错构瘤：因发育异常，导致肺正常组织的不正常组合所构成的瘤样畸形。肺错构瘤是肺部最常见的良性肿瘤，据统计占肺部良性肿瘤的 75% 左右。

（王玉）

肺癌早诊知多少

肺癌在我国居恶性肿瘤发病率与死亡率之首，早期诊断可以显著提高患者预后生存。从五年生存率方面就可以看出显著差异：I 期肺癌患者的五年生存率为 77%~92%；而 IIIA—IVA 期肺癌患者的五年生存率仅为 10%~36%。数据显示，早期诊断并完全切除的肺原位腺癌及微浸润腺癌术后五年疾病特异性生存率均为 100%。

在肺癌早期诊断的情况下，患者可以更容易地接受手术治疗、放射治疗和化疗等治疗方式，因为肺癌早期的病变较小、局部化、不具有转移性，治疗效果更佳，且手术切除肿瘤后的生存率也会更高。所以，提高肺癌生存率的关键在于早期发现、早期诊断和早期治疗。

但是，早期肺癌往往没有明显的症状，因此被称为"隐匿性肺癌"。所以这要求我们加强体检，特别是对于高危人群。如果您有任何肺癌的风险因素，如吸烟、家族病史等，请定期接受体检，以便及早发现和治疗肺癌。

如何界定肺癌筛查的高危人群？

年龄 40~80 岁，并且至少合并以下任意 1 条危险因素者属于肺癌高危人群。

（1）累计吸烟指数 ≥ 20 包 / 年。

（2）环境或职业暴露（氡、硅、镉、砷、铍、铬、镍、石棉、柴油烟雾、煤烟、放射性元素）。

（3）一级亲属肺癌家族史。

（4）合并慢阻肺、弥漫性肺纤维化或陈旧性肺结核。

（5）既往恶性肿瘤史。

（6）长期吸入二手烟（家庭或室内工作场所，> 2 小时 / 天，至少持续 10 年）或长期暴露于厨房油烟中（炒、煎、炸等烹饪）。

值得关注的是，与一些欧洲国家女性相比，尽管亚洲国家女性的吸烟率较低，但亚洲国家女性的肺癌发病率更高。与此相关的肺癌危险因素包括广泛使用煤炭和生物燃料、被动吸烟和烹饪烟雾等。因此，对于具有上述环境烟雾暴露因素且年龄 ≥ 40 岁的中国女性，即使不合并吸烟史、家族史、既往恶性肿瘤史或肺部疾病史等，也建议进行肺癌筛查。

肺癌高危人群筛查影像学检查如何推荐？

低剂量 CT（LDCT）扫描是一种非常敏感的检查方法，能够早期检测肺癌。对于高危人群肺癌筛查推荐胸部低剂量 LDCT，不推荐胸部 X 线用于肺癌筛查。对于发现肺结节患者，推荐门诊就诊，严格按照实性结节及亚实性结节随访管理指南进行随访。临床随访薄层 CT 显示肺结节有以下变化时，多考虑为恶性。

（1）直径增大、倍增时间符合恶性肿瘤生长规律。

（2）病灶稳定或增大，并出现实性成分。

（3）亚实性结节缩小，但出现实性成分或实性成分增加。

（4）血管生成符合恶性肿瘤规律。

（5）出现分叶、毛刺或胸膜凹陷征。

（6）动态增强 CT 显示增强 > 15~20 亨氏时，恶性的可能性较大。对于怀疑恶性结节者，可申请多学科会诊，进行临床干预。

（季笑宇）

为什么不吸烟也会得肺癌？

众所周知，吸烟是肺癌的主要危险因素之一。吸烟会释放大量的有害化学物质和致癌物质，这些物质可以被吸入到肺部并对肺部组织造成损害，最终导致肺癌。在吸烟者中，肺癌的发病率比非吸烟者高得多。研究表明，约85%的肺癌病例与吸烟有关。吸烟时间越长、吸烟量越多，得肺癌的风险就越高。此外，二手烟也会增加非吸烟者患肺癌的风险。二手烟中含有吸烟者排放的各种有害化学物质和致癌物质，长期暴露于二手烟中的人群也可能患上肺癌。

因此，为了预防肺癌，最好戒烟或避免吸烟，同时尽量避免长期暴露于二手烟环境中。如果您是吸烟者，戒烟可以大幅降低得肺癌的风险。如果您不吸烟，请尽量避免吸烟者的烟雾和二手烟。

那么有的人会有疑问：我从来不吸烟，二手烟接触也不多，为什么得了肺癌呢？

这是因为肺癌是一种非常复杂的疾病，其致病因素也是多种多样的。尽管吸烟是导致肺癌的主要原因之一，但是并不是唯一的原因。与一些欧洲国家女性相比，尽管亚洲国家女性的吸烟率较低，但亚洲国家女性的肺癌发病率更高。与此相关的肺癌危险因素包括广泛使用煤炭和生物燃料、被动吸烟和烹饪烟雾等。以下是一些可能导致非吸烟者患肺癌的因素。

（1）环境污染：暴露在空气中的各种污染物（如空气中的化学物质和放射性物质）可能会导致肺癌。

（2）遗传因素：遗传突变或基因变异可能增加患肺癌的风险。

（3）职业暴露：暴露在一些有害物质环境中的人可能会增加患肺癌的风险，如石棉、镉等。

（4）放射线：长期暴露在放射线环境中的人可能会增加患肺癌的风险。

（5）年龄：随着年龄的增长，身体的细胞修复机制会变得更加脆弱，从而增加患肺癌的风险。

综上所述，吸烟是导致肺癌的主要原因之一，但并不是唯一原因。对于那些不吸烟的人来说，减少其他致癌因素的风险，如减少暴露在污染环境中，注意职业卫生等，可以降低患肺癌的风险。

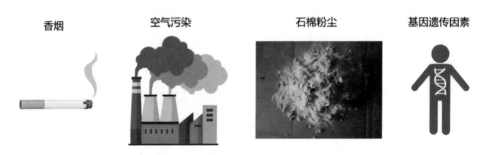

图 11　易导致肺癌的危险因素

（季笑宇）

不得不知的晚期肺癌新疗法

晚期肺癌是一种严重的疾病，常规化疗疗效不佳，五年生存率不到 5%，临床上长期缺乏有限的治疗手段。近年随着医学技术的高速发展，靶向治疗和免疫治疗等新的治疗手段不断涌现，给晚期肺癌患者带来新的希望。

靶向治疗精确制导，定点消灭肿瘤细胞

肺癌的发生发展过程中会出现一系列的基因突变，部分突变的基因有很强的促进肿瘤细胞增殖转移的作用，我们把这些突变的基因称为"驱动基因"。驱动基因就像一个箭靶，靶向治疗药物则是射出的"箭"，专门针对靶点进行攻击，定点清除肿瘤细胞，对正常细胞的损害小，不良反应也更少。

EGFR、ALK、ROS1 是目前最常见的驱动基因，其中非小细胞肺癌（NSCLC）中最常见的就是 EGFR 基因突变，约占 40% 以上，ALK 融合占 2%~7%。对于存在驱动基因的 NSCLC 患者，靶向治疗取得了显著的疗效，使晚期肺癌变成了一种慢性病，带瘤生存成为可能。

靶向治疗虽然疗效卓越，但也有一个极大的缺陷，就是作为一

支箭，它必须有攻击目标。如果肺癌没有突变，那靶向药物也是英雄无用武之地。

免疫治疗强化自身，控制肿瘤，长治久安

作为近年来最大突破的免疫治疗，其实并不直接攻击肿瘤细胞，而是通过调节肺癌患者的免疫系统的功能来发挥抗肿瘤的作用。在人体内，免疫系统相当于特种军队，能保卫身体抵御外敌入侵。而肿瘤细胞是人体内的恶性细胞，是正常细胞中的叛徒、异类。正常情况下，免疫系统可以监视、清除突变形成的恶性细胞，但在肿瘤患者体内，由于免疫功能的失调或者紊乱，恶性细胞逃脱了免疫系统的监视，从而形成了恶性肿瘤。肿瘤免疫治疗就是重新恢复机体正常的抗肿瘤免疫反应，从而控制与清除肿瘤的一种治疗方法。免疫系统有"刹车"，以阻止或减缓免疫反应，刹车被称为免疫检查点。它们的作用是保护人体的健康细胞。

以 PD-1/PD-L1 为代表的免疫检查点抑制剂是最常用的免疫治疗药物，它们是如何发挥作用的呢？

T 细胞是机体重要的免疫细胞，负责监视并清除体内的坏细胞。被称为 PD-1 的蛋白质就是 T 细胞上的刹车装置，正常细胞表面表达 PD-L1（PD-1 的配体），PD-1 只要遇到 PD-L1，立刻就会启动刹车，T 细胞便会停止攻击。肿瘤细胞很狡猾，会表达大量 PD-L1 蛋白，当看到 T 细胞上的 PD-1 时，肿瘤细胞就伸出 PD-L1 蛋白。T 细胞识别 PD-L1 蛋白后，误以为肿瘤细胞是自己人而放掉了癌细胞。癌细胞就得以在人体内大量繁殖。PD-1/PD-L1 抑制剂的作用是阻断肿瘤细胞与 T 细胞的结合，使 T 细胞重获自由。免疫系统的攻击力恢复，T 细胞可以拿起武器，重新识别肿瘤细胞并进行攻击和杀伤。

在 KEYNOTE-189 的临床试验中，研究人员将 PD-1 抑制剂帕

博利珠单抗与传统化疗药物联合治疗晚期非小细胞肺癌。结果表明，与仅使用化疗药物的患者相比，联合使用帕博利珠单抗或纳武利尤单抗、特瑞普利单抗、信迪利单抗等 PD-1 单抗和化疗药物的患者生存时间更长，生活质量也更高。除了 PD-1/PD-L1 抑制剂外，CTLA-4 抑制剂也已经开始用于肺癌的治疗，依匹木单抗是一种 CTLA-4 抑制剂，已经获得 FDA 批准用于肺癌治疗，可以单独使用，也可以与其他免疫治疗药物，如 PD-1/PD-L1 抑制剂联合使用。

　　免疫治疗利用患者自身的免疫系统来抵抗癌细胞，与传统的化疗和放疗相比，免疫治疗不良反应更轻，并且可以更长时间地控制肺癌的生长，帮助晚期肺癌患者活得更久、更好。

（詹琼）

做到这"四点"，肺癌不再可怕

肺癌是最常见的恶性肿瘤，由于其早期症状不明显，当大多数患者意识到身体出现了问题时，往往已经进入中晚期，死亡率非常高。如果能够早期发现肺癌，接受根治性的手术，肺癌的生存率还是非常高的，I 期肺癌的五年生存率可以达到 70%~80%。

如何才能有效地预防肺癌的发生，早期发现肺癌呢？可以从以下这四个方面入手。

重视身体的异常信号

关注自己的身体，注意新出现的异常症状。肺癌患者最初出现的症状可能是咳嗽、咳痰、咯血、呼吸急促、胸痛等。如果在短时间内出现了这些症状，需要警惕肺癌的可能。此外，如果发现嗓音嘶哑、吞咽困难、身体疲劳等症状，也需要及时到医院进行检查，以排除肺癌的可能。

保持健康的生活方式

戒烟！戒烟！戒烟！
重要的话说三遍。

吸烟是导致肺癌最主要的危险因素之一。研究表明，吸烟者的肺癌发病率是非吸烟者的 10 倍以上。如果吸烟，请立刻戒烟；如果无法完全戒烟，那么尽量少吸；同时也要避免吸入二手烟，当家人和朋友吸烟时，我们要勇敢地对吸烟的家人和朋友说"不"。

其次，运动可以对预防和治疗肺癌产生积极影响。多项研究已经表明，进行适当的锻炼可以降低患肺癌的风险。一项由美国国家癌症研究所进行的研究表明，每周进行至少 150 分钟的中等强度有氧运动可以降低肺癌风险。其他研究也发现，进行适当的体育活动，如慢跑、步行、游泳等，可以降低肺癌患病率，特别是对于那些长期吸烟的人群。

但是，需要注意的是，如果你已经被诊断为肺癌或存在其他健康问题，应该在医生的指导下进行锻炼。适当的锻炼有益健康，但过度运动可能会对身体造成伤害，特别是在身体虚弱或治疗中的情况下。

进行定期体检

定期体检是预防和发现肺癌的有效方法之一，特别是对于高危人群，如长期吸烟者、家族中有肺癌患者、工作环境中有有害物质等人群，建议进行定期的肺部检查。

低剂量 CT（LDCT）扫描能够检查出小于 5 毫米的微小病变，是目前最常用的肺癌筛查方法。LDCT 的优点是安全、非侵入性、简便易行，通常只需要进行数分钟，即可完成扫描。而且 LDCT 使用的是低剂量放射线，相比传统 CT 扫描可以降低辐射暴露的风险，特别是对于需要进行多次筛查的高风险人群，使用 LDCT 可以减少辐射暴露。

积极治疗肺炎等疾病

肺炎、结核等慢性呼吸系统疾病，如果不及时治疗，会导致肺部组织的受损，进而增加患肺癌的风险。因此，如果出现类似的疾病，应该及时到医院进行治疗，以防止病情加重导致其他严重疾病的发生。

肺癌是一种严重的疾病，但我们在生活中多加关注，采取适当措施，肺癌也是可防可治的。

（詹琼）

早期肺癌术后就万事大吉了吗?

早期肺癌是指Ⅰ—Ⅱ期的肺癌,通过完全的手术切除,往往可以获得治愈,那么,早期肺癌手术后还需要别的治疗吗?

对于完全性切除的早期肺癌,术后仍有超过50%的患者在术后5年内出现复发或转移,尤其是在术后的1年和术后2年内复发率较高,一旦复发,整体的生存期及生活质量都会明显降低。因此,手术切除并不是一劳永逸的,往往需要术后辅助治疗来延缓复发,延长生存。

那么哪些患者早期肺癌术后需要辅助治疗呢? 术后患者复发转移的风险随着肿瘤分期的增加而增加,对于 IA 期的非小细胞肺癌,不推荐辅助化疗,一部分具有高危因素的 IB 期非小细胞肺癌,由于缺乏高级别的证据,也不推荐辅助化疗;而Ⅱ期的患者则建议在术后给予辅助化疗。相较于传统化疗,靶向治疗也为肺癌术后治疗提供了新的选择,根治性手术后,基因检测为 EGFR 敏感突变阳性的患者,可以口服奥西替尼或埃克替尼辅助治疗。

此外,术后定期的随访也很重要,可以较早的发现肿瘤复发,及时干预处理,从而提高生存期,提高生活质量。推荐在术后2年内,每半年随访1次,此后,复发率逐年降低,术后3~5年,随访可延长至每年 1 次，5 年以上，每年随访 1 次即可（注意：这是常规随访时间，如有新发的不适，还需及时复查）。相较于胸部 X 线片，胸部 CT 检查更能早期发现复发灶，尤其对于直径在 1 厘米以下的结节，X 线片往往不能发现，而且 X 线片是重叠的影像，会丢失肿瘤具体的位置、形态等信息，因此推荐胸部 CT 平扫作为复查项目，此外，远处转移也是肺癌术后复发的常见模式，同时完善腹部 CT 或 B 超检查有助于发现是否有远处转移。

最后，戒烟！戒烟！戒烟！继续吸烟会增加死亡和肿瘤复发风险，健康的生活方式是长期和高质量生存的基石。

（罗幼君）

神奇的肺癌靶向治疗

什么是靶向治疗？

我们经常听到周围的人议论某晚期肿瘤患者靠吃药已经活了很多年。那么什么药这么神奇？为什么不用化疗就能治疗肿瘤？答案是靶向药。我们可以将靶向药想象成导弹，药物导弹可以精准打击肿瘤细胞是因为需要一个精准的靶点。

肿瘤靶点的发现是多年研究对肿瘤发病机制的进一步认识，针对肿瘤细胞生长和功能的关键因子，将肿瘤细胞表明或内部特异性表达或高表达的分子为靶点。与传统化疗无选择性杀伤细胞相比，靶向治疗针对肿瘤细胞发挥作用，提高肿瘤治疗的精确性。

肺癌都可以靶向治疗吗？

靶向治疗技术伴随着临床基因检测技术的发展而愈发繁荣，通过基因检测指导靶向治疗已是晚期肺癌的治疗标准，当前肺癌中已经获批可使用靶向药的靶点已多达 10 个。比如肺癌中最常见的靶向治疗是 EGFR 为靶点的治疗。EGFR 负责肿瘤细胞增殖分裂，40%~80% 的肺癌存在 EGFR 突变，特别是不吸烟的亚洲女性患者往往存在 EGFR 突变。虽然现在靶向治疗适用于一半以上的晚期肺腺癌患者，但仍有不少患者无法获益于靶向治疗，相信这一情况在不久的未来会被改善。

肺癌靶向治疗的效果如何？

受益于靶向治疗，晚期肺癌的生存期正在不断延长，少数患者更是仅通过靶向治疗就能获得长达 5 年以上的生存期，这在以前只能使用化疗的时代，是不能想象的。

肺癌靶向药有抗药性吗？

靶向药物是针对某种癌细胞的某一个靶点起作用，只能抑制肿瘤生长的一条通路。当一条通路受到抑制时，肿瘤细胞会不断自寻"生路"，选择其他通路合成自身生长所需要的物质，久而久之可使分子靶向药物失去作用，即产生抗药性。例如，治疗 EGFR 突变肺癌的靶向药物的有效期一般为是 9~13 个月，但为了克服耐药，现在已经研发 EGFR 突变的第二代和第三代靶向药。

肺癌靶向药有不良反应吗？

肺癌靶向药还是会有一定不良反应，比如皮疹、腹泻、肝损伤等，但相对化疗而言较轻。并且早期发现并合理处置可以很好控制，不影响继续服用靶向药物。

（林浩）

基因检测用于筛选肺癌靶向治疗

相较于传统化疗，靶向治疗大大延长了肺癌患者的生存期，驱动基因 EGFR、ALK、ROS1 等在肺癌的突变率较高，其中，我国的肺腺癌患者 EGFR 基因突变率达 40%~50%，即有相当一部分人可利用靶向药物治疗肺癌。因此分子检测对于肺癌患者的治疗有重要的指导意义。

哪些患者需要做基因检测呢？

国内外指南均推荐有驱动基因突变的晚期肺癌患者一线首选靶向治疗；而根治性术后的患者辅助靶向治疗也能进一步降低复发率。因此，推荐对于晚期非小细胞肺癌，含腺癌成分者应进行 EGFR 突变、ALK 融合、ROS1 融合、RET 融合、MET14 外显子跳

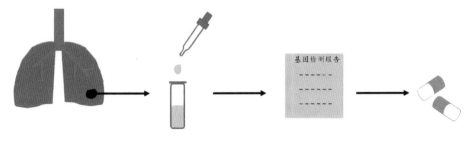

图 12　基因检测流程图

跃突变的检测，而根治性手术后的非鳞非小细胞肺癌患者，建议做 EGFR 突变检测，以指导辅助治疗。

基因检测是如何实施的？

基因检测可使用的技术有 PCR 技术或二代测序（NGS）。通常优先选择肿瘤组织进行检测，比如原发灶在肺，可通过肺穿刺或支气管镜等获得肿瘤组织；或者转移灶，如淋巴结转移、肝脏转移可通过穿刺获得转移灶组织进行检测；有时候，肿瘤组织样本获取困难，或者获取的组织样本量少而无法进行检测，基于血液中含有肿瘤组织释放的 DNA，可以考虑进行血液标本的基因检测。

（罗幼君）

肺癌靶向治疗失败后还有什么办法?

精准医学如同射箭、打靶,在肺癌的药物治疗中占据了前线的位置,前提是有对应的基因发生改变,针对这些改变,科学家研发出很多靶向药物去抑制基因改变导致的肺癌生长和扩散。

非小细胞肺癌患者常用的靶向药物是表皮生长因子受体酪氨酸激酶抑制剂(EGFR TKI),特别是术后复发或已经扩散的肺癌患者,选择从传统的化疗进入靶向精准治疗时代。近年来第一代和二代 EGFR TKI 药物极大延长了肺癌患者的生存期并提高了生活质量,但是,任何 EGFR TKI 治疗后必然发生进展,无可避免地会产生耐药,对肺癌最终失去控制,原先的病灶增大或出现新的转移灶,这时,我们该怎么做,有哪些选择呢?

继续选择靶向药物,希望能在精准的治疗上走得更远

我们可以穿刺新的转移灶或增大的病灶,因为这里的细胞往往是耐药的肿瘤细胞,或退而求其次抽血化验从血里肿瘤细胞或碎片中找到基因改变的信息。之前的一代或二代 EGFR TKI 获得性耐药的最常见原因在于充足药物暴露下肺癌细胞的进化,发生肿瘤基因上一个位点的变化——T790M,它能从空间结构上阻止或减少

EGFR TKI 和肿瘤细胞坏基因的结合，从而让肺癌细胞再次活跃。第三代 EGFR TKI 药物问世已经数年，并且不断有新药研发出来，专门打击耐药性，从而能把活跃的肺癌细胞再次驯服，不会让它兴风作浪。

除了 T790M 外，还有其他少见的基因改变与耐药有关，例如 MET 扩增和 HER2 耐药突变等，目前部分已经有相应的靶向药物可以选择干预控制。

假如患者一开始就已经使用第三代 EGFR TKI 药物，控制一段时间后出现肿瘤耐药，仍可参照之上的方法去寻找基因改变的靶点，并对应选择有效的干预靶向药物。

化疗为主

若基因检测找不到对应的靶向药物，做不到精准治疗，不用灰心，化疗对于肺癌来说是仍然是个经典有效的治疗手段，静脉化疗为主，有一个药物或两个药物联合的选择，同时可以联合抗肿瘤血管生成的药物治疗，为化疗增效。

免疫治疗

在多种靶向药物治疗失败后也可以尝试免疫治疗，联合化疗或抗血管生成的药物治疗，部分患者也看到了疗效。

靶向药物 + 抗血管生成

有些患者初次靶向药物治疗失败后若肿瘤发展缓慢，并不是来势汹汹，可以联合温和的抗血管生成药物，仍可以控制肿瘤一段时间。

特殊部位转移可以联合局部治疗

例如脑转移，可以联合脑部放疗；就一个病灶出现增大，其他都控制得很好，可以联合局部放疗和介入治疗。但是若多处病灶都有进展，建议仍需调整药物全身控制肿瘤，避免顾此失彼。

（初钊辉）

肺癌靶向治疗时代，化疗还有用吗？

肺癌常见的驱动基因有 EGFR、ALK、ROS1、MET、RET、BRAF、NTRK、HER2、KRAS 等，它们的变异可以促进肺癌的发生发展，不同的肺癌类型，甚至同一类型的肺癌、不同个体肺癌细胞的致癌位点不同，可根据致癌位点选择相应的分子靶向药物来精准高效地使癌细胞死亡而对正常细胞伤害较小。既然靶向药物像"生物导弹"一样精准治疗，那"谈化色变"的传统化疗在肺癌靶向治疗时代是不是可以被淘汰了？

当然不可以，化疗药物虽然毒副作用较大，但其在肺癌靶向治疗时代仍有重要价值。

（1）并非所有肺癌患者都可以进行靶向治疗。目前只有存在常见驱动基因突变的非小细胞肺癌患者靶向治疗才有效，我国非小细胞肺腺癌患者只有 50% 左右存在驱动基因突变，纯鳞癌患者突变概率不到 5%，对无基因突变的非小细胞肺癌尚无有效靶向药物，化疗是这部分患者的治疗基石，可延长患者生存时间，提高生活质量，同时抗血管生成及免疫治疗联合化疗，可为疗效增砖添瓦。

（2）对基因突变阳性的晚期非小细胞肺癌，化疗也是患者整个治疗过程中不可或缺的手段。因为靶向治疗不是终身有效，靶向药物治疗一段时间后会出现耐药，耐药后如果无新靶点出现，继续靶向治疗会无效甚至增加疾病进展和死亡风险，因此当靶向药物耐药后化疗就要登上治疗舞台，化疗或化疗联合其他治疗可使患者的生存期更长。

（3）化疗对小细胞肺癌效果明显，且目前未发现小细胞肺癌存在靶向药物相关突变基因，故无有效靶向药物，因此化疗是小细胞肺癌的重要治疗策略。

（4）对于中期肺癌术后患者，术后进行化疗（辅助化疗）仍是目前肺癌指南推荐的标准方案，可减少术后复发和远处转移的风险。

（5）对于某些大肿瘤或手术把握不够大的肺癌患者，先用化疗缩小肿瘤病灶，让原来不可切除的病灶变成可以切除，可以观察到肿瘤对化疗药物的反应，使复发率降低，远期生存效果更好。

所以不是所有肺癌患者都可以应用靶向治疗，只有部分肺癌患者靶向治疗有效果，靶向治疗和化疗不是互相排斥，而是互相联合的，并且化疗在术前、术后、不适宜手术或晚期肺癌等患者中仍应用广泛。综上，我们可以看出化疗仍然有它存在的必要性。

（王清）

肺癌靶向药物的不良反应及处理方法

靶向药的问世给肺癌患者开辟了一条通往长期生存的道路，通过服用靶向药可以到达带瘤生存的目的。但很多患者告诉医生吃了靶向药后出现"青春痘"，这是怎么回事呢？虽然靶向药很"安全"，但"是药三分毒"，靶向药也存在一些不良反应。服用的靶向药物不同，可能出现的不良反应及严重程度也就不同。我们整理出靶向药的常见不良反应和处理方法，一般而言，早期发现治疗不良反应并不影响靶向药的继续使用，也不影响肺癌的治疗效果。

皮疹

又称痤疮样皮疹，俗称"青春痘"，常常出现在面部、胸部和背部皮脂腺丰富的部位。对于较为轻微的皮疹，可局部使用克林霉素软膏或甲硝唑凝胶，皮肤干燥伴瘙痒者，可涂抹不含酒精的润肤乳，并减少日晒时间，减少化学洗护产品的刺激。但而对于上述药物治疗无效的严重皮疹，应该在医生的指导下停药、减量或者换药。

口腔黏膜炎

常常表现为口腔溃疡，疼痛严重时影响进餐。轻度的患者可以采用西瓜霜、康复新液漱口。而对于严重的患者，应该在医生的指导下停药、减量或者换药。

甲沟炎

表现为手足指甲甲沟部位的感染，局部红肿甚至化脓，疼痛严重时影响走路等日常生活。甲沟炎早期，可以用 2% 的碘伏涂搽患处，并局部涂抹抗生素软膏，如莫匹罗星（百多邦）、金霉素软膏等以预防感染。而对于严重的患者，应该在医生的指导下停药并至外科就诊。

腹泻

常常表现为排便次数增多，排稀便甚至水样便，轻度腹泻可以尝试使用药物止泻，常用的止泻药有蒙脱石散和易蒙停等。但而对于排便次数明显增加，并出现发热、脱水、严重腹痛、血便的情况时应及时至急诊就诊。

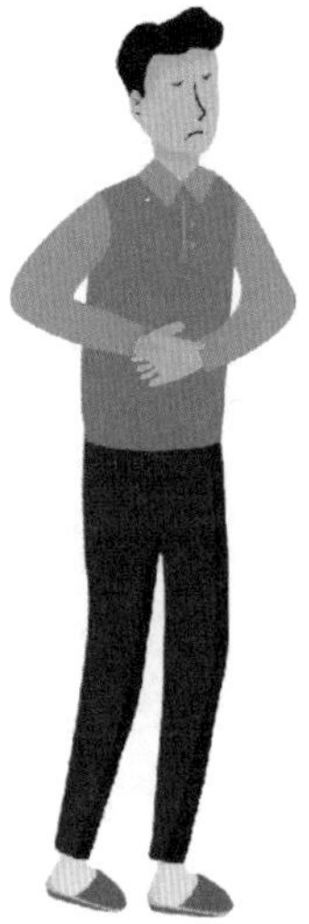

图 13 腹泻

肝损伤

常常表现谷丙转氨酶、谷草转氨酶、胆红素的升高，早期表现为乏力、食欲下降，严重时会出现皮肤发黄、口腔鼻腔出血或右肋骨下缘不适。因此使用靶向药期间应定期抽血查肝功能：应于用药后的第 1 个月内每两周做 1 次肝功能检测，第 2 个月及以后则可以每个月做 1 次肝功能的检测，一般而言轻度异常可以在医生的指导下使用一些保肝药物，并继续服用靶向药。

间质性肺炎

常常表现为咳嗽咳痰、胸闷气短，属于靶向药的严重不良反应。

使用靶向药期间应密切监测肺 CT：应于用药后的第一个月做 1 次肺 CT 检测，第二个月及以后则可以每两个月做 1 次肺 CT 的检测。一旦确诊间质性肺炎后需要停药或换药，同时在医生的指导下使用一些激素类药物等。

（林浩）

肺癌爱往哪里跑，相应检查不遗漏

晚期肺癌可以向不同的组织器官转移，最常见的肺癌转移部位有以下五处。

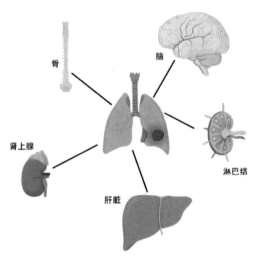

图 14　常见的肺癌转移部位

肺癌常见转移部位

1. 淋巴结转移

当肺癌扩散到体表淋巴结时，患者可能会发现锁骨上或腋窝有肿块，一般摸起来是不痛的。筛查手段以 B 超为首选检查方法。

当肺癌转移至肺内、肺门、纵隔和腹腔内淋巴结时，一些患者可能没有症状，一些患者会因为淋巴结的不同部位出现不同的症状。筛查手段则需胸部 CT、腹部 CT、MRI 检查和 PET-CT 检查等。

2. 脑转移

20%~65% 的肺癌患者在病程中会发生脑转移。

患者可出现头痛、恶心和呕吐、精神和意识状态改变、认知障碍、癫痫发作和肢体活动障碍。

头颅 MRI 增强是脑转移首选检查方法；有头颅 MRI 检查禁忌证的患者应行头颅 CT 检查；PET-CT 对脑转移瘤，尤其是小的脑转移瘤并不敏感。

进行腰椎穿刺和脑脊液检查，脑转移尤其是脑膜转移的患者可出现脑脊液压力增高、蛋白含量增高，如细胞学检查发现肿瘤细胞可明确诊断。

3. 骨转移

肺癌骨转移发生率为 10%~15%；多发部位在脊柱和躯干骨近端。发生于脊柱者占 50%，股骨占 25%，肋骨和胸骨占 12%。

发生骨转移的患者较常见的症状是疼痛，疼痛一般逐渐加重，有些人甚至在正常生活中发生骨折（病理性骨折）。

骨扫描（ECT）是全身骨转移首选的筛查方法，但会出现假阳性；PET/CT 对于骨转移的灵敏度、特异度更高，其缺点是价格相对昂贵；其他的检查还有 CT 或者 MRI。

4. 肝转移

患者一般以右腹疼痛、肋骨下疼痛为首要症状，可出现食欲不佳、皮肤瘙痒、皮肤发黄、肝功能异常等。

腹部 B 超（首选）、腹部 CT、腹部 MRI 或 PET-CT 是主要筛查手段。

5. 肾上腺转移

发生肾上腺转移的肺癌患者一般不会引起身体不适。

筛查手段主要有腹部 B 超（首选）、腹部 CT、腹部 MRI 或 PET–CT。

病理学是诊断肺癌转移的金标准，必要时可行转移灶活检，进一步明确病理。

（李静）

肺癌脑转移，需要关心的几个问题

肺癌脑转移是脑癌吗？

肺癌脑转移并不是脑癌，是指肺癌细胞转移到了脑或脑膜并在脑部定居生长。脑癌是指脑部的原发性恶性肿瘤，而非转移瘤。

肺癌脑转移常见吗？

很常见，脑实质是肺癌常见的转移部位之一。对于非小细胞肺癌，约 10% 的患者在初次诊断时就已发生脑转移，20%~60% 的患者在病程中会发生脑转移；而小细胞肺癌患者的死亡病例尸检中脑转移发生率高达 80%。

为什么肺癌容易发生脑转移？

因为其他恶性肿瘤癌细胞脱落后随血流先从静脉回到心脏，再到富含大量毛细血管的肺，才有机会到达脑部，所以其他肿瘤往往先发生肺转移再出现脑转移。

而肺癌细胞脱落后可直接通过胸主动脉和颅内血管吻合支循环到脑定居生长，增加了脑转移的概率。

怎么知道发生了肺癌脑转移？

（1）诊断脑转移的检查有头颅 MRI、CT 以及 PET-CT 检查，其中增强 MRI 的准确率最高，但置入了金属物的患者并不适合此检查；

（2）对有脑转移症状患者应及时至医院检查明确诊断，但因肺癌脑转移早期可能无明显颅内症状，肺癌患者应定期复查颅内影像学，以便做到早发现、早治疗；

（3）1/3 肺癌脑转移患者并不会出现症状，仅从影像学检查发现，如果影像学仍无法确定，可以进行组织活检来诊断。

（4）脑脊液细胞学或脑脊液细胞块中找到恶性肿瘤细胞，可确诊肺癌软脑膜转移。

肺癌脑转移是不是相当于"死亡宣判"了，还有治疗必要性吗？

虽然肺癌脑转移较其他转移部位的患者生存期比最差，但有必要治疗。

如果不接受系统治疗，患者生存期仅约 1 个月；接受糖皮质激素治疗生存期约 2 个月；接受全脑放疗生存期为 2.4~4.8 个月；铂类化疗的中位总生存期为 7.4~10 个月。化疗、抗血管生成治疗及免疫治疗等联合治疗可延长患者的生存期。随着靶向药物迅速发展，有常见驱动基因突变非小细胞肺癌脑转移患者靶向治疗中位无进展生存期延长至 6.6~15.2 个月，中位总生存期 12.9~18.9 个月，靶向联合局部治疗，可进一步延长患者生存时间并提高生活质量。

对肺癌脑转移患者进行治疗并不是为了治愈肿瘤。其目的，一方面是为了杀死癌细胞，延长生存时间；另一方面是为了改善患者生活质量，因为肺癌脑转移往往有一些影响生活质量的症状，让患者十分痛苦。

因此即使确诊了肺癌脑转移，不要灰心，仍有治疗价值，现在治疗方法越来越多，我们有理由相信肺癌脑转移患者能够获得较长的带瘤生存期。

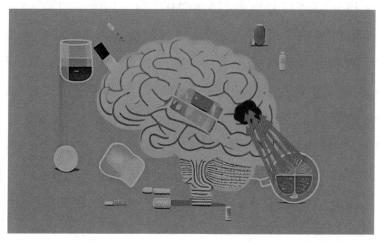

图 15 脑转移后仍有治疗价值

肺癌脑转移有哪些治疗方法？

主要分为局部治疗和全身治疗。局部治疗包括手术和放疗（立体定向放疗、伽马刀、射波刀、tomo 刀等）。全身治疗有靶向、化疗、抗血管生成及免疫治疗等；脑膜转移在全身治疗无效后可考虑鞘注抗肿瘤药物。明显颅高压症状患者、脑室扩张、脱水剂无法缓解高颅压症状及无梗阻性脑积水患者，需要考虑脑室外引流或脑室—腹腔分流。

各大治疗武器可根据患者脑转移瘤个数、颅内症状体征的程度、患者机能状态等病情综合判断，具体问题具体分析，可单独使用，也可联合驱敌。

（王清）

医生开错药了?
基因突变阳性肺癌也行免疫治疗?

近年来,免疫治疗在肺癌的治疗中占据了重要地位,那么合并基因突变阳性的肺腺癌到底应不应该行免疫治疗?答案来了,本文带你一起了解关于基因突变阳性肺癌是否可行免疫治疗。

什么是肿瘤免疫治疗?

肿瘤免疫治疗就是通过重新启动肿瘤 – 免疫循环,恢复肌体正常的抗肿瘤免疫反应,从而控制与清除肿瘤的一种治疗方法。包括单克隆抗体类免疫检查点抑制剂、治疗性抗体、细胞治疗、癌症疫苗等。其中,以 PD–1、PD–L1 抑制剂为代表的免疫检查点抑制剂(ICIs)是肿瘤免疫治疗中最常见的免疫疗法。PD–1 和 PD–L1 均为免疫抑制分子,二者结合发挥免疫抑制的功能。

驱动基因突变阳性的晚期肺癌患者,为啥不用免疫治疗?

这里的免疫治疗主要是指免疫检查点抑制剂(ICIs)治疗。一般来说,伴有 EGFR、ALK、ROS1 等基因突变肺癌患者首选酪氨酸酶抑制剂(TKI)靶向治疗,如第一代靶向药吉非替尼、厄洛替尼，第二代的阿法替尼、达可替尼，第三代靶向药如奥希替尼、伏美替尼等，不仅用药方便，而且疗效确切。多项研究发现，这部分人群使用 ICIs 效果不佳甚至无效，一般应避免在前线使用 ICIs。

以下几种情况，基因突变阳性患者也可以行免疫治疗

1. EGFR-TKIs 耐药后发生广泛进展，且在缺乏有效靶向治疗的情况下，可以行免疫治疗。

一般来说，TKI 靶向治疗后 40%~60% 患者发生耐药，由于 EGFR-TKIs 耐药肺癌的肿瘤特征和免疫微环境发生了变化，建议耐药后重新活检，以下改变可以用于指导免疫治疗。

（1）耐药后重新活检，基因检测未发现 T790M 耐药突变的人群。

（2）肿瘤和免疫细胞 PD-L1 高表达：许多泛癌肿研究表明，肿瘤组织 PD-L1 高表达的患者可以从免疫治疗中获益。

（3）高肿瘤突变负荷（TMB-H）：TMB 作为免疫治疗疗效预测因子，具有重要的参考价值。

2. 晚期 KRAS 突变肺癌患者

KRAS 突变是 NSCLC 患者常见的致癌突变基因之一，在中国患者中发生率为 8%~10%，KRAS G12C 突变最为常见，约占 42%，除了可以使用对应靶向药物索托拉西布、阿达格拉西布，多项研究一致显示，这部分患者接受 ICIs 治疗优于单纯化疗，ICIs 联合化疗优于 ICIs 单药治疗。

3. 晚期 BRAF 突变肺癌患者

BRAF 基因突变在中国肺腺癌患者中发生率为 1%~2%，V600E 突变约占 50%，是最常见的突变位点位。多项回顾性研究一致显示 BRAF 突变患者可从 ICIs 治疗中获益。

（1）BRAF 非 V600E 突变患者，首选行 ICIs 联合化疗。

（2）BRAF V600E 突变患者，可以选择达拉非尼联合曲美替尼靶向治疗；但在靶向治疗不可及或耐药后发生广泛进展的情况下，可以选择化疗联合 ICIs 治疗。

4. 其他少见突变

如 ROS1、RET、MET 或 HER-2 突变的患者，优先靶向治疗，在靶向治疗耐药后建议再次活检，了解肿瘤和微环境的变化，指导免疫治疗。

以上几种情况，都是可以行免疫治疗的，但是由于个体差异较大，即使是相同瘤种也存在明显异质性，因此免疫治疗不能保证对所有人群有效。在有限的医疗科学水平情况下，治疗决策往往是结合客观病情、经济以及患者的社会心理因素等决定，而医学的进步需要探索，因此有时候现有证据不支持的治疗方案，可不一定是下错药了。

（王玉）

肺癌免疫治疗的重要不良反应

不同症，却同因

王老先生因肺癌复发开启了免疫治疗，经过 3 个月免疫治疗后肿瘤控制得非常好，但王先生逐渐出现了活动后胸闷气促，咳嗽咳痰加重等症状。完善相关检查，结合胸部 CT 表现诊断为免疫相关性肺炎，经激素治疗后好转。叶大叔在肺癌免疫治疗后 2 个月出现全身瘙痒，颈部及前胸出现了红色血管痣。杨先生在免疫治疗 5 个月后出现四肢及前胸散在脱屑样皮疹；经过相关检验后均诊断为免疫相关性皮肤改变，经治疗后好转。33 岁的胡女士在肺癌免疫治疗期间，精力可，工作生活正常，半年后自觉易疲劳，怕冷，乏力，难以集中注意力，有嗜睡症状，在规律随访期间诊断为免疫相关性垂体炎及甲状腺功能减退，经过激素补充治疗后好转。

就医过程中，经常会听到"同病不同症"和"同症不同病"之说，上述患者在免疫治疗过程中出现的多种多样的症状，最终都诊断为免疫相关不良反应，可谓是"不同症，确同因"。在前面章节介绍了什么是免疫治疗、哪些患者适合免疫治疗，此章节我们介绍一下肺癌免疫治疗有哪些重要不良反应值得我们重点关注。

1. 间质性肺炎

最常见表现干咳、咳白痰、活动后胸闷气促、胸痛，严重时有明显呼吸困难，通常发生在免疫治疗后的 2~3 个月。排除其他原因，根据患者用药史和胸部 CT 表现可诊断。年龄大、基础肺功能差（如慢性阻塞性肺病）、存在基础疾病（如原发性高血压、糖尿病、冠心病、风湿免疫系统疾病）、既往有肺手术史和（或）放疗史的患者风险更高。

2. 皮肤毒性

最常见表现有银屑病样皮损、白癜风样色素脱失、瘙痒、斑丘疹、皮肤毛细血管增生症、苔藓样皮炎等。患者在免疫治疗过程中如有相关皮肤表现，可在皮肤科及肿瘤科医生的指导下确诊，必要时需行皮肤活检。针对皮肤相关不良反应，可至医院变态反应综合门诊就诊诊治。

3. 内分泌系统毒性

根据累及不同内分泌脏器，可呈现不同的表现，如甲状腺功能减退（如乏力、易疲劳、便秘、水肿、怕冷），垂体功能减退（如嗜睡、虚弱、多尿、视觉变化），肾上腺皮质功能减退（如低血压、低钠、脱水），胰岛素功能减退（如胰腺炎、糖尿病）。患者可以通过监测相关激素水平得到确诊，同时依据激素水平予以替代治疗。

4. 胃肠道毒性

最常见是免疫相关性肠炎，主要表现有水样泻、腹痛、恶心呕吐等，严重时可有脓血便、消化道出血、肠穿孔。在排除感染、肿瘤相关等其他原因，结合用药史和肠镜可予以确诊，肠镜在评估严重程度时很重要，必要时需予以活检，完善腹部及盆腔 CT。

5. 肌肉关节毒性

最常见有关节炎及肌炎，可表现为关节疼痛、肌痛、肌肉无力、肩部和臀部的僵硬和疼痛，可通过完善关节超声、CT 或 MRI 检查、

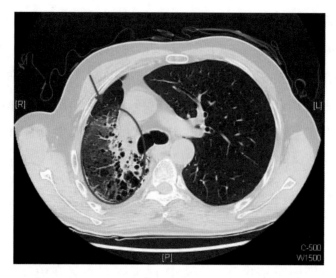

免疫相关性肺炎

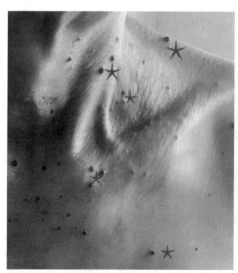

皮肤毛细血管增生症

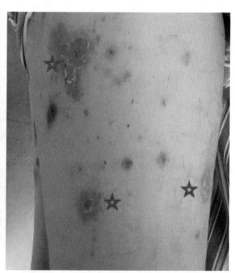

银屑病样皮损

图 16 免疫治疗的不良反应

血清炎症指标、自身抗体、肌酸激酶指标等明确诊断。

6. 其余不良反应

心脏毒性可表现为心肌炎、心力衰竭、心律失常，可通过心电图、心超、心肌酶谱、心肌损伤标志物等进行诊断，必要时进行心脏 MRI 等明确。

肾脏毒性可表现为蛋白尿、肾功能不全等，可通过肾功能、自身抗体，必要时肾脏活检确诊。

血液系统毒性表现为贫血、血小板及中性粒细胞减少，患者可能出现疲劳、黄疸、黏膜出血，皮肤瘀斑等表现，可通过监测血常规、必要时完善骨髓穿刺明确诊断。

免疫治疗不良反应表现多样复杂，患者要有一定的警觉性，当出现可疑症状时，不要紧张，及时就诊。早期规范治疗，绝大部分都可以逆转，大部分患者都可以得到很好的效果。

（姚蓉蓉）

软脑膜转移知多少？

软脑膜转移的定义

首先来了解一下脑膜的结构，脑膜从外到内依次是硬脑膜、蛛网膜、软脑膜。蛛网膜与软脑膜之间是蛛网膜下腔，其内充满脑脊液。另外脑脊液还分布在脑室系统和脊髓中央等。软脑膜转移是指肿瘤细胞侵犯蛛网膜下腔后随着脑脊液循环而播散，可以累及软脑膜、脊膜。

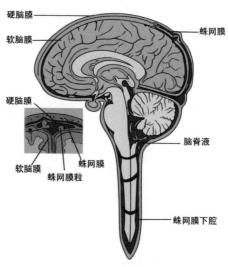

图 17　蛛网膜、硬脑膜和软脑膜

脑膜转移的主要诊断方法

大家都知道，肿瘤的诊断依赖于组织学病理或细胞学病理的获取。因此，脑脊液中找到恶性肿瘤细胞是诊断脑膜转移的金标准。除此之外，头颅 MR 增强和全脊柱 MR 增强发现线状、串珠样强化也是脑膜转移的典型影像学特征。

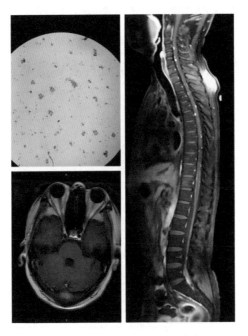

图 18　脑膜转移的影像学检查

什么时候需完善上述检查？

晚期恶性肿瘤患者，如无禁忌，均需完善头颅 MR 增强，以及时发现脑转移的出现，尤其对于肺癌、乳腺癌、恶性黑色素瘤患者。若患者出现明显的以下症状，需考虑完善全脊柱 MR 增强及脑脊液检测。

（1）颅高压症状：头胀头痛、恶心呕吐、癫痫、晕厥、步态不稳、记忆力减退等。

（2）颅神经功能障碍：视物重影、听力下降、颜面部麻木、口角歪斜等。

（3）脊髓或脊神经根受累症状：对应区域的疼痛及感觉异常或丧失、大小便功能障碍等。

脑脊液的获取方法

腰椎穿刺是临床获取脑脊液最常规的操作之一。它不是手术治疗，且操作简单、方便、安全。腰椎穿刺于床旁操作，无需至手术室，穿刺处局部麻醉，患者整个过程意识清楚，术后需去枕平卧4~6小时。

（葛蒙晰）

这几个莫名症状，小心脑转移

52 岁的孙阿姨平时身体康健，"滴药不沾"，去年冬季突发右侧肢体偏瘫，不自主抽搐，伴有头痛。孙阿姨家人起初以为是脑梗死，就诊医院完善头颅 MRI、胸部 CT，结合肺穿刺病理，诊断为肺癌脑转移。

老赵因头痛就诊，完善胸部 CT 检查发现肺占位，全身 PET-CT 未发现其他可疑转移病灶，故行肺占位切除术，术后病理提示肺癌。但老赵术后头痛持续加重，逐渐出现恶心呕吐、行走不稳、听力下降等症状，完善头颅 MRI、全脊柱 MRI，同时腰穿脑脊液中发现大量肿瘤细胞，最终诊断为肺癌脑膜转移。

7 年前爱跳广场舞的张大姐做了肺癌根治手术，术后规律复查胸部 CT 未见复发。最近平时广场舞学得又快又好的张大姐，感觉记忆力明显减退，肢体不协调，有时词不达意，言语含糊，脖颈部有明显牵拉感，同时有恶心头痛等症状，经过完善相关检查最终诊断为肺癌脑膜转移。

李大叔的爱人诊断晚期肺癌至今已有 5 年，前几天李大叔焦急地来到门诊述说自己的爱人近期仿佛换了一个人，出现了明显的性格改变，胡言乱语，甚至有幻听幻视，精神异常兴奋躁动，彻夜不眠等症状。他爱人住院后完善腰椎穿刺，在脑脊液中找到了肿瘤细胞，诊断为肺癌脑膜转移。

类似孙阿姨、老赵、张大姐，李大叔爱人的故事仍在继续……肺癌脑转移的临床表现越来越值得我们重视。

脑转移是肺癌常见的转移部位，20%~65%的患者会在病程中出现。脑转移包括脑实质转移和脑膜转移，因肿瘤细胞转移部位不同，临床表现也多种多样。脑实质转移是指肿瘤细胞侵犯大脑、小脑、脑干、丘脑部位；脑膜转移是指肿瘤细胞转移到脑实质表面的硬脑膜、蛛网膜或软脑膜。其中，脑膜转移患者临床症状复杂多样，缺乏特异性，患者常常生活质量低下，预后差，死亡率高，是目前肺癌转移的主要攻克目标。

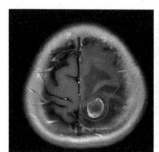 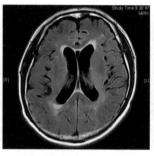 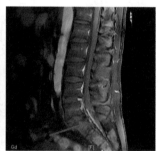

脑实质转移　　　　　　　脑膜转移　　　　　　　脊髓转移

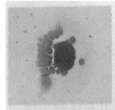 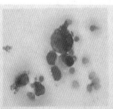 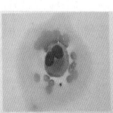 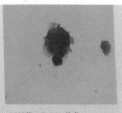

1000倍，Wright染色　　1000倍，Wright染色　　1000倍，Wright染色　　1000倍，Wright染色

细胞学诊断及意见：
（脑脊液）血性背景下，淋巴细胞轻度增生，可见较多腺癌细胞增殖浸润，形态大致同前，请结合临床综合判断。

脑脊液见大量肿瘤细胞

图 19　肺癌脑转移检查结果

脑实质转移的常见临床表现

（1）颅内压增高症状，如头痛、呕吐和视神经盘水肿。

（2）局灶性症状和体征，与肿瘤侵及脑实质部位相关，不同部位转移瘤可产生不同的定位症状和体征（类似脑梗死或脑出血表现）。侵犯大脑半球可能会有精神症状，如运动不能、言语不能、感觉异常、视物重影、视物模糊、癫痫发作；侵犯小脑可能出现走路不稳、不能走直线、站立时容易倾倒等表现；侵犯脑干可能出现瘫痪、颅神经受损；侵犯丘脑可能出现不自主运动、情感障碍、记忆减退、感觉异常。

脑膜转移的常见临床表现

（1）侵犯包绕脑实质脑膜的表现，如头痛、呕吐、颈项强直、精神状态改变、活动障碍，言语含糊，词不达意，癫痫发作。

（2）侵犯脑神经表现，如累及视神经、动眼神经、面神经、听神经，可出现视物重影、视物模糊、面瘫、味觉异常、听力下降等。

（3）侵犯脊髓和脊神经根表现，如四肢麻木、腰背痛、大小便失禁、感觉缺失等。

对于每一位肺癌患者来讲，当出现上述症状时应及时就诊，通过头颅增强 MRI、头颅 CT 可以确诊是否脑实质转移，头颅增强 MRI、全脊柱 MRI 和腰穿脑脊液可以确诊是否脑膜转移。当确诊脑转移时，不要恐惧，放松心态，增强信心，相信现在医疗科技的进步，会有合适您的个体化治疗方案。

（姚蓉蓉）

No. 1656806

处方笺

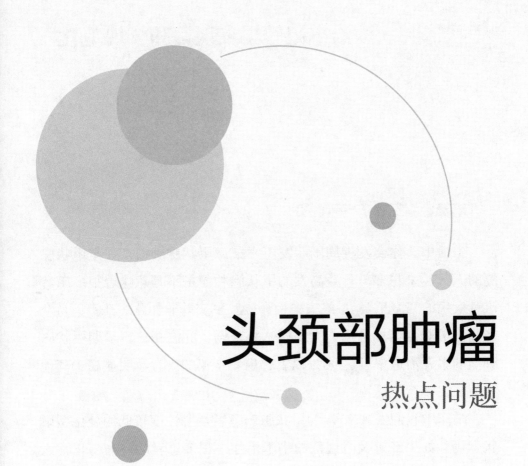

头颈部肿瘤

热点问题

医师：_____

临床名医的心血之作……

甲状腺癌

甲状腺肿瘤诊治牢记"早发现"和"规范化"

高发病率不等于高死亡率

生活中,你会发现周围朋友不幸罹患甲状腺肿瘤,甚至甲状腺癌的人数越来越多。日益高发的甲状腺肿瘤是不是意味着很多患者难逃疾病的"魔爪",最终失去性命呢?事实并非如此。其实,与众多高发的肿瘤诸如肺癌、大肠癌、乳腺癌、肝癌相比,早期甲状腺肿瘤的患者治愈率可达90%以上,患者十年的生存率明显高于其他肿瘤。

临床中我们发现95%的甲状腺癌患者是恶性度较低的分化型甲状腺癌。如果经过及时规范的手术治疗,很多患者的寿命与正常人没有区别,生活质量也不会受到影响。

甲状腺结节"一刀切"不科学

随着超声医学事业的不断发展,一些直径仅有几毫米的甲状腺小结节也无处"藏身"。当人们拿着小结节诊断报告时,心中还是不免一紧。多数人都期望通过"一刀切"的方式,远离疾病的侵扰。

其实,甲状腺结节是一种常见的甲状腺病,甲状腺上的结节分为炎性、良性和恶性三种，在未明确其性质以前统称为甲状腺结节。

甲状腺结节分多发性和单发性，一般来说甲状腺结节多数是良性。

如果患者被诊断为炎性结节或良性结节，没有必要采取"一刀切"的方式。因手术之后，我们需终身服用内分泌制剂来控制甲状腺功能水平，生活质量将受到一定程度的影响。对于这批患者，我们建议可以采用保守治疗和药物治疗，但要记得随访，随访周期一般半年为宜。

甲状腺结节虽说是一种常见疾病，但生活中人们一旦出现不明原因的声音嘶哑、呼吸困难、颈部肿大等情况时，应该及时去医院尽早诊断、规范治疗。

适度的规范治疗颇为关键

甲状腺疾病诊治方法主要采用药物治疗、手术治疗和放射碘治疗。

适度规范的诊疗是保证患者在治愈疾病的同时，得到最优的生活质量。一般而言，甲状腺肿瘤临床诊断为良性时，注意平时定期进行 B 超检查和随访工作，关注结节的形态变化。如果一名患者被怀疑为甲状腺恶性肿瘤，首先需要进行 B 超和血液检查，有条件的医院应该做细针穿刺检查，来确诊是不是甲状腺癌和甲状腺癌的病理分型；其次要根据诊断的结果决定是否手术以及手术方式和切除范围的选择。

目前纵观临床总体情况，绝大部分甲状腺癌手术的效果是令人满意的，患者的预后情况也较为良好，部分有转移的患者，需要术后再进行一段时间的放射性碘治疗；最后就是长期随访。

从我们的经验来看，手术后甲状腺癌复发的时间长短不一，患者应该坚持每年到医院做随访，同时补充甲状腺激素以降低复发率，以及补充由于手术切除甲状腺而造成的甲状腺激素的不足。只有适度、规范化、科学的综合治疗，患者才有望获得更好的治疗效果。

（李端树）

甲状腺结节都需要手术吗？

近年来，随着人们对健康的重视程度越来越高，甲状腺肿瘤的早期发现率相比过去有了显著增长。与此同时，通过 B 超诊断出的甲状腺结节，时常会让一些患者不知所措，是采用保守疗法还是开刀以绝"后患"？具体治疗方式应该以结节的性质而决定，绝不能一概而论。

甲状腺结节在临床上指的是甲状腺部位出现了异常的肿块，这类肿块依据其性质可以分成三大类：良性、恶性、炎症性，其中大多数为良性病变。

人们在生活中如果用手摸到头颈部有肿块或者淋巴结肿大，需及时去医院进行超声波甲状腺检查。超声诊断科医生根据超声形态、有无钙化、血流状态等指标综合衡量后，第一时间便能做出性质的判别。

恶性结节——需入院进行手术治疗。早期的甲状腺癌患者，只需进行手术就能除去病灶。如果是晚期患者，则要进行综合治疗，先施行手术，再通过术后的核医学治疗或者放射治疗，起到控制病情、降低复发和转移风险的作用。目前分子靶向药物对晚期患者也有一定的疗效。

良性病变——可考虑保守治疗。但要记得随访，随访周期一般以半年为宜。在随访过程中发现如下情况，应该及时采取手术治疗。

（1）肿块压迫气管食管，产生呼吸困难、吞咽困难等症状。

（2）发生继发性的甲亢。

（3）有癌变的"蛛丝马迹"。

（4）肿块进入胸骨后。

（5）肿块影响了外在形象。

（6）因"惧瘤"严重影响了患者自身的正常生活。

临床工作中经常会发现一些患者，结节直径大小只有几毫米，并被确诊为良性病变，但是总是担心甲状腺的良性结节会有癌变的风险，并希望能够尽早手术。其实，甲状腺结节的恶变可能性是微乎其微的，大家不必为小概率事件摘去对人体具有重要代谢功能的甲状腺，走入"求病论病"的误区。

炎症性结节——可采用饮食与药物调理。这类病变是由于自身免疫性疾病产生的一种炎症，也称作为淋巴细胞性甲状腺炎。大多数患者都是慢性的甲状腺炎症，是会伴随终身的。这类患者平日里应少吃一些富含碘的食品，同时可以适当补充甲状腺素，减少甲状腺滤泡破坏。定期随访是必不可少的，可以帮助患者及时发现可疑的癌变及调整药物用量。

（吴毅）

甲状腺结节中 5%~15% 是恶性？
带你一文看懂甲状腺 B 超报告

随着甲状腺检查的普及体检发现甲状腺结节越来越普遍，让许多患者"谈结色变"。其实这种忧虑大可不必，结节并不等同于恶性肿瘤，只有 5%~15% 的甲状腺结节是恶性肿瘤，其余的结节有可能是囊肿、炎症、退行性变以及良性肿瘤等。

科学认识钙化灶

钙化，尤其是微钙化，对甲状腺结节来说是一个特异性很高的恶性特征。所以做甲状腺 B 超检查时，常听到医生说到"甲状腺结节伴钙化"，很多人认为钙化就代表着恶性肿瘤，其实不然，虽然恶性结节钙化的发生率高于良性结节，但是并不能将甲状腺结节伴钙化和甲状腺癌画等号。钙化主要分为以下两种情况：良性钙化多为粗大、斑片状、弧形钙化，一般由甲状腺的局部"营养不良"引起；甲状腺恶性肿瘤的特征性表现为细小、沙粒样钙化，需要引起高度关注。

单个超声特征并不足以判定甲状腺结节良恶性，尤其是针对某些不典型的结节。因此当看见报告中有血流信号、边界不清等或者钙化等描述时不必惊慌，以 B 超报告的最后结果为准。B 超的最终结果是超声科医师依据甲状腺结节的影像学表现做出的判断，建议患者拿到 B 超结果后，前往专科门诊处就诊，请临床医生结合其他检查综合判断，最终决定随访、活检或者手术治疗。

读懂甲状腺 B 超上的 TI-RADS 分类

TI-RADS 是甲状腺影像报告和数据系统的英文缩写，为了使甲状腺结节评估标准化，借鉴美国放射学会制定的乳腺影像报告与数据系统（BI-RADS），2009 年霍瓦特（Horvath）等首次提出了 TI-RADS 的概念。

目前国内外存在多个 TI-RADS 版本，不同医院可能会使用不同的 TI-RADS 分级系统，如：ACR（美国放射协会）、ATA（美国甲状腺协会）、ACE（美国内分泌学院）及内分泌学相关医学指南（AME）等制定的 TI-RADS 标准，最近我国也发表了针对甲状腺结节的分类系统（C-TI-RADS）。

目前复旦大学附属肿瘤医院参考的是韩国学者提出的甲状腺结节分类系统，主要按以下分级。

1 级：阴性，超声显示腺体大小、回声可正常，无结节、囊肿或钙化。

2 级：检查所见为良性，恶性肿瘤风险为 0，均需要临床随访。

3 级：80% 可能为良性，恶性肿瘤风险 <5%。

4 级：恶性的可能比例为 5%~85%。

（4A 恶性可能 5~10%，4B 恶性可能 10%~50%，4C 恶性可能 50%~85%，恶性预测值仅供参考，需及时就医明确）。

5 级：提示癌的可能性很大，大于 85%。

6 级：细胞学检查确诊为癌。

注：结节恶性的可能性仅代表概率问题，每个结节还需要个体化评估，由临床医生综合评估。

（李佳伟　赵智锦）

焦虑！ B 超检出甲状腺结节和钙化

甲状腺超声报告上有结节之外，还多了"钙化"二字，顿时"如临大敌"。事实上，我们想告诉您：钙化≠罹患甲状腺癌。

什么是甲状腺结节钙化?

甲状腺结节是指甲状腺内影像学可见与周围甲状腺实质分离的病灶，可由多种原因引起。很多甲状腺疾病，如甲状腺退行性变、炎症、肿瘤等都可以表现为结节。甲状腺结节可以单发，也可以多发。甲状腺结节钙化在超声影像上多表现为强回声或高回声，大小不一、形态不规则。

甲状腺结节钙化要不要紧

根据超声影像中甲状腺结节钙化灶的大小及形态，可将其分为以下三种情况。

（1）微小钙化：指砂砾样、颗粒样、针尖样、点状直径小于等于 2 毫米的钙化点。

（2）粗大钙化：指伴有声影的强回声光团及斑片、斑点状、弧形或其他不规则的强回声光团，直径在 2 毫米以上。

（3）边缘环状钙化：指蛋壳样钙化或外周曲线型钙化。

一般而言，粗大钙化一般为良性的可能性大；微小、针状沙粒样钙化，则要提高警惕，排除恶性可能。

需要强调的是，虽然钙化对于判断甲状腺结节性质有一定参考价值，但并非唯一判定标准。通常，医生会结合甲状腺结节的包膜是否完整、边界是否清晰、纵横比、是否有血流等，进行综合分析。

体检发现甲状腺结节以后应该怎么办？最正确的做法是去专科医院就诊，进行更专业、细致的检查。如果有必要，可通过穿刺细胞学等检查，明确诊断。

钙化的甲状腺结节，需要开刀吗

不少患者为了免去结节癌变的担忧及风险，常要求医生切除甲状腺结节。实际上，绝大多数甲状腺结节均为良性。

除非结节较大、产生了压迫症状，一般不需要进行手术治疗，定期随访即可。如果经穿刺确诊为甲状腺癌，或者高度疑似甲状腺癌，则需要手术治疗。

需要提醒的是，有些患者担心甲状腺结节会癌变，不如直接手术切除。实际上，甲状腺是人体最为重要的内分泌器官之一，其分泌的甲状腺激素是人体发育、生命活动所必需的，切除甲状腺势必会造成甲状腺功能减退（甲减）。

虽然目前人工合成的甲状腺激素可以代替绝大部分甲状腺功能，但患者仍有诸多不适，再加上手术与麻醉风险等，因此要严格把握手术适应证，只有恶性结节或体积很大对局部造成压迫的良性结节才需要切除。

（王宇）

甲状腺结节大小与甲状腺癌有什么关系？

　　首先，甲状腺结节的大小与其是否为甲状腺癌并无直接联系，也就是说结节的大小并不能决定其良恶性。结节较小者可能为甲状腺微小癌，而结节较大者也可能为良性的巨大腺瘤。由于甲状腺癌大多数表现出较惰性的生物学行为，因此大部分病灶发展较为缓慢，与一般的甲状腺良性病变增长速度差异不大。如若发现短期内迅速增大的甲状腺实性肿瘤，应予以重视，其可能为未分化癌等特殊病理类型，往往预后较差。此外，肿瘤大小是甲状腺癌的预后影响因素之一。根据分化型甲状腺癌 TNM 分期，患者肿瘤直径越大提示预后越差。但需要注意的是，甲状腺癌患者的预后是诸多因素共同影响的，例如甲状腺外侵犯、淋巴结转移等，而非单由肿瘤大小决定。

（嵇庆海　渠宁）

体检报告里的结节是"气"出来的吗？
吃什么能化"结"？

现代社会，人们生活节奏加快、工作压力增大、饮食没有规律、心理调节不佳，加上各种不良的习惯以及周围的环境影响，容易造成人体免疫功能的下降，各种结节也随之而生。临床最常见的有乳腺结节、甲状腺结节、肺结节、肝脏结节，大部分都有上述原因的"影子"。

当然也有人会问是不是所有的结节都是"气"出来的？有没有"消除"结节的好方法？

从中医视角看"结节"

从中医认识疾病的角度来看，乳腺结节、甲状腺结节、肺结节、肝脏结节都是属于"症瘕积聚"范畴，其产生、发展的根本原因是正气不足，"邪之所凑，其气必虚"，大部分是由于饮食内伤，情志不畅所造成的气机阻滞，气滞血瘀，凝痰化结形成的。

换而言之，结节的发生与心情不好如焦虑、抑郁、烦躁、易怒等心理因素是有一定关系的，这也为我们提供了对付这些结节的一种治疗思路。

"结节"该如何科学对待

很多患者在发现自己有结节后，最纠结的是结节是不是癌变前的一种形态？这种纠结笔者有时候也称之为"结"，要解开这个"结"还是要科学地去分析与对待它。

随着社会文明的进步，科技的发展，人们对自己健康越来越关心，已经能够及早地发现身上的各种结节，虽然结节属于肿瘤范畴，但大部分不会发展成我们惧怕的癌症，往往会长期伴随着我们的日常生活。

对于检查出来的结节的评判是有诊断标准的，通常在二级及以下的结节绝大多数都是良性的，即使是三级的结节也大部分是良性结节，只要注意随访就可以了，如果达到四级，就需要做进一步的诊断，一旦诊断为癌前病变或者是恶性肿瘤就要及时地把它去除。

中医调养可以"化结"吗？

那么我们常见的良性结节，是否可以通过食疗或者中医调养，让现有的结节"消失"？

中医对待疾病的治疗是从整体出发，通过辨证论治的理念，运用扶正与祛邪的手段来针对"结节"、起到消除、控制或者维持的治疗作用。其主要措施是"饮食有节、起居有常""条畅情志""劳逸结合"，结合中医中药、针灸按摩等提高了人体的免疫功能，从源头有效地防止结节的发生、发展乃至癌变。

但需要强调的是，这些不能完全替代我们应有的体检筛查，毕竟癌症的三级预防中"早发现、早诊断、早治疗"

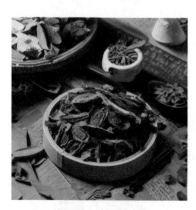

图20　中医调养

是避免患病的行之有效的好方法。

并没有所谓的"消结节"食物

我们也发现网络上有一些传说，说山药、芋艿、猕猴桃、无花果被称为"消结节"的最佳食物，到底有没有科学道理呢?

如果从中医食疗养生的视角去看，的确这些食物都具有一定的提高肌体免疫力的功效，有的还是从古至今都被人们普遍认可的营养补品，其中山药具有"健脾养胃、补肾固精、润肺止咳"的作用，芋艿具有"通便解毒、补中调气、益精增髓"的作用，猕猴桃具有"养阴生津、增进美容、促进消化"的作用，无花果具有"清热生津、健脾开胃、解毒消肿"的功效，但这些食物在快速消除结节的科学数据上尚无完全的定论，只是作为在防治结节中一个辅助性的食物而已。

健康生活方式是化"结"良方

实际上在我们平时生活中常规的食物，只要你吃对方法，摄入量合理，吃得均衡，加上适当的锻炼、规律的起居以及有一个良好的心情面对每一天，维护好肌体的免疫功能，配合合理的体检筛查，这才是货真价实的化"结"科学良方。

(成文武)

有了甲状腺结节，还能不能愉快地吃吃吃了？

碘与甲状腺结节没有必然关系

甲状腺是人体最大的内分泌腺，其分泌的甲状腺激素是维持人体正常生命活动的重要物质，参与我们每个人的生长、发育和全身代谢的调节。而碘是合成甲状腺激素的原材料。因此，碘摄入的多少直接影响了甲状腺激素的分泌。当碘摄入不足时可能会导致甲减、甲状腺代偿性增生肿大，就是出现了我们常说的地方性甲状腺肿，俗称"大脖子病"；而当碘摄入过量时，则可能诱发甲亢。但是甲状腺疾病的发生有众多诱因，包括饮食、生活习惯、环境、基因以及早期筛查手段的增加，目前并没有证据说明碘与甲状腺结节间存在必然关系。

没必要特意进食过多富含碘的食物

据临床经验看，正常饮食就能维持足够的碘摄入。并且，根据我国最新的普查，我国大部分地区已处于碘充足状况，因此，碘盐就完全满足我们的碘需求。至于是否需要将碘盐更换为无碘盐，各种研究说法不一，但目前我国碘盐的碘含量已大大降低，对于甲状腺结节的生长和发展不会有太大影响。

　　患有甲亢或甲减的人，需要根据医嘱注意调节含碘食物的摄入量。世界卫生组织（WHO）建议，健康成人（非孕妇）每天需摄入碘 150~200 微克，妊娠期和哺乳期妇女每天至少保证 250 微克的碘摄入量。

　　甲状腺结节是一种常见的疾病，无需过度紧张，但仍需要坚持健康的饮食习惯，保证正常的碘摄入，避免引起甲亢或甲减。

（王蕴珺）

甲状腺癌是吃碘盐导致的吗？

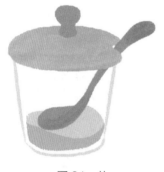

图21　盐

随着甲状腺癌发病越来越常见，不断有关于"吃碘盐导致甲状腺癌"的说法。那么这种说法到底靠谱吗？

首先我们来了解碘与甲状腺的关系。碘是合成甲状腺激素的重要元素，甲状腺的基本构成单位腺泡对碘有很强的聚集作用。甲状腺的活动受垂体的调控，甲状腺激素在血液中浓度的负反馈机制，影响腺垂体分泌促甲状腺素细胞的活动，促甲状腺激素可以促进甲状腺激素的合成和分泌，还可以刺激甲状腺滤泡上皮细胞的代谢和生长。

因此，不论是碘缺乏或碘过量，都会引起甲状腺疾病。而近年来，随着甲状腺疾病发病率的不断增长，越来越多人关注二者之间的关系。很多人关心碘摄入与甲状腺癌的关系，认为吃加碘盐会导致甲状腺癌。事实上，现在还没有证据表明碘摄入与甲状腺癌有关联。如果一味克制碘的摄入，反而会因碘缺乏导致健康问题。

为什么会有碘盐致癌的传言？一方面可能是因为沿海地区甲状腺疾病发病率较高，让一部分人联想到甲状腺癌与海产品、与碘有关系；另一方面，也有可能是因为经济水平提升后，体检的普及让更多甲状腺癌被发现，使有些人产生了心理恐惧。

甲状腺癌的发病率不能归结于单一因素，环境因素、激素水平问题、基因方面的问题等，都有可能增加甲状腺癌发病风险。综合分析国内现在的情况，导致甲状腺癌发病率增高的最主要原因是与生活水平提高、检查手段提高、检查频率增加有关。其他致病因素可能还包括饮食、压力等因素。还有就是遗传因素，如果一个家庭有至少两个人患了甲状腺癌，那么他应该定期进行甲状腺检查，排除甲状腺癌的可能。

而对于正常人，是否可以通过减少碘摄入来预防甲状腺疾病呢？其实，目前我国加碘盐中的含碘水平相对于西方国家来说，属于较低水平。因此，没有必要刻意改变摄入碘盐；但相反，孩子、孕妇一定要注意补充碘。

关于补充碘盐的程度，应考虑当地缺碘程度及甲状腺肿瘤流行情况而定。我国地域辽阔，缺碘情况不一，对个人来说，居住在缺碘地区，用食用碘盐，并适当吃些海带、海藻、紫菜、海鱼等海产品；居住在沿海地区，缺碘情况不严重，可少吃些碘，包括低盐饮食及控制海带、紫菜等海产品的摄入量等。

（郑莹）

得了甲状腺癌，需要做全身检查吗？

确诊甲状腺癌，一定要做全身检查吗？

确诊甲状腺癌后，医生会评估转移风险，并决定是否需要做彻底的全身检查来明确转移情况。

首先是评估。通常，甲状腺癌进展很慢，最常见的转移部位是颈部淋巴结，远一点可以转移到纵隔淋巴结，真正的远处转移较少见。远处转移最常见的部位是肺和骨，偶有转移到脑、肾上腺等器官。

因此，颈部淋巴结是常规需要仔细排查的。如果医生判断远处转移风险较低，就没必要做全身检查。临床上大多数患者都属于这一类。对一些转移风险较大的患者，医生可能建议做全身检查，这对于选择手术和综合治疗的方案非常重要。

哪些情况下需要做全身检查？

具有以下几种情况时，提示甲状腺癌转移风险较高。

（1）病理类型恶性程度较高，比如低分化或未分化癌、髓样癌等；特殊的病理类型，如鳞癌、淋巴瘤等。

（2）原发灶和颈部淋巴结转移严重。

（3）出现转移灶症状，如骨痛等。

不同检查，可发现不同情况

目前，寻找远处转移的常用手段主要有三大类：影像学、病理学和肿瘤标志物检查。

（1）影像学检查。

B超：检查颈部、体表和腹部器官。

CT：寻找肺和骨转移。

胸部增强CT检查可以用于检测肺转移情况。如果发现两肺多发或弥漫性粟粒状、结节状病灶，大小不一、多数为圆形或类圆形，排除了其他肺部疾病或其他肿瘤转移之后，医生可能考虑甲状腺癌肺转移。可疑部位的CT检查还可以评估骨转移情况。

磁共振成像（MRI）：适于检查脑转移和骨转移（如胸椎、腰椎等）。

骨扫描：适于评估全身骨转移。骨扫描灵敏度强，但可能出现"假阳性"（提示有病灶，但实际并非癌转移灶），因此，即使结果为阳性，仍需借助CT或MRI检查来明确临床诊断。

核素显像：适于追踪分化型甲状腺癌，甲状腺全切术后的残留、复发与转移病灶。最常用的是放射性碘131（I-131）显像。分化型甲状腺癌（乳头状癌和滤泡状癌）可以摄取碘，用放射性碘做全身显像，就可以追踪术后残留、复发和转移病灶。不过，正常的甲状腺组织也具有摄碘功能，因此这一检查仅适用于全甲状腺切除术后的患者，避免干扰。另外，有些甲状腺癌会发生变异而失去了摄取碘的功能，因此，即使显像结果为阴性，也不能完全排除转移可能。

PET-CT：适于全面探测全身转移。尤其适用于恶性程度较高的甲状腺癌，可以用于术前评估肿瘤全身转移情况，帮助医生制定综合治疗方案。另外，PET-CT还可以用于甲状腺癌、特别是不摄取碘的癌治疗后的评估与监测。

（2）病理学检查。

临床及影像学检查怀疑的转移灶，可以通过穿刺或其他手段，取到组织做病理检查，最终确诊。例如，对于可疑的肺部结节，医生可以在 CT 引导下穿刺取结节组织，根据病理结果，就可以明确结节的性质，以指导治疗。

（3）肿瘤标志物检查。

做了全甲状腺切除的分化型癌患者，动态检测血清甲状腺球蛋白（Tg）水平，有助于评估肿瘤复发情况。一旦 Tg 出现动态升高，提示可能出现转移或复发。

甲状腺髓样癌患者，如果术后血清降钙素（CT）水平动态升高，也提示肿瘤可能转移、复发了。

临床上，医生并不能单凭这几个血液指标的升高就确诊甲状腺癌转移或复发。明确诊断仍需依靠影像学和病理检查。

整体上，甲状腺癌发生远处转移的概率不大，多数患者不需要进行全身检查。

医生评估转移风险较高或临床症状提示可能有远处转移的患者，可以做影像学检查；分化型癌、全甲状腺切除术后患者，可以通过核素显像评估全身的肿瘤残留和转移情况；肿瘤标志物也可以参考，最终需要病理学检查确诊。

（朱永学）

甲状腺癌并非全是"懒癌",消融、手术选哪个?

随着 B 超和穿刺技术的普及,大量的甲状腺癌患者在疾病早期即被诊断并接受治疗,从而获得了良好的预后,这也使得有人认为甲状腺癌是一种"懒癌"。但在临床上,仍然有相当一部分的局部晚期患者面临着无法手术、手术范围广、创伤大、局部复发率高等困境,因此,不少甲状腺癌患者往往会"纠结"下一步的处理策略。

为了让患者的"纠结"变得更为合理、可控并且有的放矢,首先我们应该明确低危型甲状腺癌的概念。

什么是低危型甲状腺癌?

只有明确定义并进行严格筛选后的低危型甲状腺癌患者,才可以在不影响治疗效果的前提下,以正确的方式进行合理的"纠结"。结合日本、欧美和国内的文献报道,我们可从以下五个方面判断低危型甲状腺癌。

1. 结节大小

最初日本提出的标准为 1 厘米,目前认为 5 毫米以下可以更有效地剔除脉管侵犯、淋巴结转移等不良病理因素。但实际上多中心的数据提示仍有相当一部分此类结节术后病理提示肿瘤外侵或淋巴结转移。

2. 结节位置

B 超或 CT 下未紧贴甲状腺包膜，尤其是内侧气管旁和背侧包膜，至于距包膜的安全距离则尚无有力证据进行界定。

3. 穿刺病理

传统的甲状腺乳头状癌较为安全，排除高危的乳头状癌亚型、去分化癌和甲状腺髓样癌，实际上高危亚型或滤泡性癌通常难以通过术前穿刺判断。

4. 转移淋巴结

B 超下排除具有可疑淋巴结转移的患者。但实际上 B 超对某些部位的转移淋巴结检测敏感度并不理想。

5. 基因事件

有条件的情况下，尽量通过基因检测排除各种高危基因突变和融合。

低危型甲状腺癌和甲状腺结节患者有哪些纠结的点？

检查发现低危型甲状腺癌或可疑结节后，患者产生纠结的方面主要有两类情况。

1. B 超发现 <5 毫米的 4a 级以上结节

此时由于穿刺的准确率会因结节较小而降低，因此若结节位置未贴近甲状腺包膜且无淋巴结转移，穿刺困难者可以暂不穿刺，直接进行主动观察，通常以 3 个月为周期进行 B 超随访观察结节大小变化。但如果结节位置不佳或有淋巴结转移，则应更积极进行细针穿刺。

2. B 超发现 5 毫米 ~1 厘米的可疑结节且穿刺确诊为甲状腺乳头状癌

此类患者最常发生对于下一步处理策略的纠结，因为这一阶段可选择治疗方式较为多样。其利弊可总结如下：

（1）开放性手术。优势在于治疗最为彻底，预后极佳，同时适用于肿瘤贴近包膜、肿瘤较大、淋巴结转移以及需术中探查等各种情况；劣势为颈部疤痕存在及潜在的手术风险。

（2）腔镜／机器人手术。优势为可在进行彻底手术的同时保证颈部无瘢痕；劣势为适应症小于开放手术、远处建腔创伤、存在术中中转开放风险等。严格选择符合低危型标准的患者有助于规避以上缺陷，达到与开放手术近似的效果。

（3）主动监测（或延迟手术）。建议暂不处理、密切随访，尽可能将手术推迟。若观察过程中肿瘤一直无进展，理论上患者可以实现真正避免手术。根据目前的研究数据，成功的主动观察前提为对低危型肿瘤的严格筛选，以及患者本人的心理承受能力，必须客观认识到目前尚没有非常精确的区分方式。

消融、手术，选哪个？

近年来出现了以射频和微波消融为代表的微创治疗方式，但目前主要用于良性甲状腺肿瘤的治疗，对于此类手段是否可用于低危型甲状腺癌，仍存在较大争议。但必须承认，目前越来越多的证据显示了一部分良好的治疗效果，表明其具有可能会成为治疗某些低危型甲状腺癌的一种新选择的潜能。

不过，由于治疗后的随访时间尚短、国内使用指征混乱，加之各地技术水平不齐，大量患者未经充分的临床决策而直接在超声诊断后进行，各中心也陆续报道了部分消融后仍有残留的病例。

因此，我们认为目前消融常规用于低危型甲状腺癌的时机尚未成熟，应在严格设计的临床研究基础上逐步进行探索开展。同时也必须认识到，消融作为治疗的一部分，应形成以临床外科医生为主体进行全程管理，影像科医生辅助的多学科协作模式。

（魏文俊　王玉龙）

如何让孩子远离甲状腺癌？

随着甲状腺癌的发病率逐渐升高，大众对甲状腺癌的关注不断升温，而关于青少年患上甲状腺癌的报道也时有耳闻。事实上，甲状腺癌虽是恶性肿瘤，但绝大多数儿童及青少年的甲状腺癌为分化较好的乳头状癌，因此他们的治疗效果比成人更好。一旦发现，经过合理、积极的治疗，仍能让孩子们顺利成长，获得很好的未来。

哪些因素可能导致孩子患上甲状腺癌呢？

目前，青少年甲状腺癌的病因还未完全明确。电离辐射接触史（如核辐射或治疗性放射线接触史）是比较公认的致病因素。另外，碘摄取不足或过量都可能诱发甲状腺癌，且与不同甲状腺癌的病理类型相关。家族遗传因素也可能与甲状腺癌的发生有着千丝万缕的关系。特别是在甲状腺髓样癌中，10%~15% 的青少年患者有家族史，并可合并有其他内分泌系统肿瘤（多发性内分泌肿瘤综合征 2 型），RET 基因突变已被科学家证实是 MEN2 型的致病基因，常染色体显性遗传。如父母中有一方为甲状腺髓样癌患者，应该提高对子女甲状腺及其他内分泌腺体（如肾上腺）检查的重视，必要时采取基因检测的手段为相关诊治提供依据。

哪些症状提示孩子受到甲状腺癌的威胁？

青少年甲状腺癌的临床特征与成人相比有明显不同。

（1）甲状腺肿瘤体积更大，恶性率更高。由于青少年甲状腺癌多为乳头状癌，分化较好，生长缓慢，因此患儿多以颈部无痛性肿块就诊时易被误诊为良性病变。据统计超过 1/3 的患儿就诊时肿瘤超过 4 厘米，且更容易侵犯甲状腺周围组织（如侵犯喉返神经导致声音嘶哑）。成人甲状腺结节恶性率不足 5%，而在儿童及青少年中，这一比例可高达 20%~50%，是成人的 4~10 倍。因此，对于肿瘤性质的判断，除体格检查、颈部超声外，组织病理学检查具有重要的诊断价值。

（2）复发、转移率更高。约 60% 的青少年甲状腺癌患者存在颈部区域性淋巴结转移，且年龄越小，淋巴结转移率越高，因此对于颈淋巴结肿大就诊的小患者，特别是对于气管旁、颈内静脉周围者，家长应考虑到甲状腺癌转移的可能，及时就诊。鉴于青少年甲状腺癌患者就诊时病程较晚、局部转移率更高，因此导致了较高的复发率。另外，在甲状腺癌的小患者中，远处转移，尤其是肺转移率高达 20%（成人仅为 2%），甚至有少数患者以远处转移为首发症状，也有少数患者出现骨、脑转移。

一旦确诊甲状腺癌，需要进行哪些治疗？

甲状腺癌的治疗是多种手段多管齐下，如果孩子诊断为甲状腺癌，家长们切莫讳疾忌医，及时合理的手术、放射性碘治疗以及联合内分泌药物治疗能让孩子们重获新生。

手术是主要的治疗方法。由于甲状腺激素在儿童生长发育中起重要作用，左甲状腺素能否完全替代治疗，目前仍缺乏相关研究；同时甲状腺全切手术后的内分泌相关并发症（如甲状旁腺功能低下等）、神经功能障碍在儿童患者中的发生率更高，因此手术既要考虑到病灶切除的彻底性，也应尽量避免上述并发症的发生。

目前，国内外对于青少年甲状腺癌患者的手术方式尚不统一。对于单侧腺体原发癌，国内学者多主张患侧腺叶＋峡部切除术；两侧腺叶原发癌多主张保留少量腺体的甲状腺次全切除术。在颈部淋巴结处理方面，对于临床无可疑淋巴结转移的患者，多数学者主张预防性的中央区清扫以减少局部复发；而对于临床可疑淋巴结转移的患者，则主张行颈部淋巴结清扫术。

由于放射性同位素治疗可能会造成继发恶性肿瘤、肺纤维化、染色体异常、女性自然流产概率增加等问题，故应对患儿进行治疗益处及风险评估，根据复发转移危险分层，选择适合的患儿接受同位素治疗。促甲状腺激素（TSH）抑制治疗在儿童及青少年甲状腺癌的治疗中具有重要地位。对于小患者而言，甲状腺切除手术后低甲状腺素水平影响生长发育，同时高 TSH 血症则会带来复发的风险，因此，根据个体化的用药原则，目前推荐在不出现临床甲亢症状时，控制 TSH 在 0.1~0.5 毫单位 / 升。

（王宇　王蕴珺）

甲状腺癌撞上孕期，该如何选择？

作为一种"偏爱"中青年女性的肿瘤，女性甲状腺癌发病率通常高出男性近四倍。在癌症发病排行榜上，甲状腺癌更是高居女性排行榜第四位，十足的"女人缘"让不少女性朋友闻之色变。甲状腺癌的高发年龄为 30~40 岁，这对正处于育龄期女性来说，与甲状腺癌"不期而遇"，也带来了万分纠结的抉择困境。

激素水平正常，术后做妈妈不是梦

甲状腺是人体重要的内分泌腺体，对全身的内分泌水平有着重要作用。所以很多育龄期的女性朋友常常会有这样的担心：患了甲状腺癌可以怀孕吗？怀孕后会不会对孩子造成不良影响？

对于尚未怀孕的甲状腺癌患者而言，如果符合手术指征，我们建议先进行以手术为主的综合治疗，待病情控制后再考虑生育，以免怀孕对自身病情和胎儿造成不利影响；对于仅需随访的甲状腺癌患者而言，如果病情长期无进展，体内各项指标都处于正常水平，不必心存担忧，可以咨询专科医生，在经过严格的科学评估之后，也可以选择怀孕。

已经选择治疗的甲状腺癌患者该如何圆"妈妈梦"呢？其实，

目前尚无任何证据证明甲状腺癌患者治疗后怀孕生育，会对小孩造成不良的影响。但是从患者角度考虑，我们建议育龄甲状腺癌患者最好在治疗后 3 个月进行全面检查，在确保病情无复发、身体内各项指标正常，且在身体状况良好的情况下再考虑受孕。接受碘 131 同位素放射治疗的甲状腺癌患者则要适当延长怀孕前的随访期，大约在 1 年以上为宜，经头颈外科及妇产科医生评估之后再选择是否怀孕。

孕期撞上甲状腺癌，并非只有终止妊娠"一条道"

最困扰育龄期甲状腺癌患者的问题，莫过于在怀孕期间查出了甲状腺癌。孕期碰上甲状腺癌，是不是除了忍痛终止妊娠外"别无他路"呢？对于这些已经是"准妈妈"的新发甲状腺癌患者或者是微小癌随访期间成为"准妈妈"的患者，我们在此呼吁，切莫因疾病轻易终止妊娠，对自己的身心造成不良影响。这些"准妈妈"只要把握好几个时间点，及时检查，在专科医师的指导下，完全可以顺利妊娠，生下健康的宝宝。

除了孕期产检外，怀孕 3 个月的时候，应当对甲状腺进行一个全方位的检查（当然这些检查一定不能对胎儿造成不良影响），重点还是查"形态"和"功能"。如果此时肿瘤无复发转移或者变大，且肌体的内分泌水平处于正常水平或内分泌水平在药物的可控范围内，则表明可以继续保持随访，在满 6 个月的时候再行随访；反之，如果此时肿瘤发生明显进展或者内分泌水平严重紊乱，此时就要考虑终止妊娠。

怀孕 6 个月的时候，如果病情处于稳定状态，那么就建议待胎儿分娩之后再选择治疗或者是继续随访；一旦肿瘤发生进展，则应该联合妇产科医生和肿瘤科医生，联合治疗，考虑在治疗肿瘤的同时保证胎儿的健康，以获得良好的预后。应当注意的是，这些检查和治疗都必须在正规医院，由专科医师指导进行。

甲状腺癌治疗，不影响母乳喂养

甲状腺癌治疗后，往往需要通过很长时间服药来调整体内的激素水平。这是因为治疗后甲状腺原本的"生产"甲状腺激素的作用受影响，"自产"甲状腺激素的数量将大大减少，药物可以额外补充患者所缺少的甲状腺激素；此外，合理补充甲状腺素也可以降低患者分泌的促甲状腺素，降低病情的复发风险。

但甲状腺素也会给哺乳期的妈妈带来严重困扰：服用甲状腺素期间能够母乳喂养吗？会不会对婴儿造成不良影响？事实上，肿瘤患者术后接受的甲状腺素治疗，主要是保持自身的内分泌水平平衡，保证机体功能的正常运转，分泌的乳汁并不会含有药物成分，所以，服用甲状腺素不影响哺乳，也无需因哺乳所需过度调整用药量。不必减少用药剂量或者是停药。

（嵇庆海）

甲状腺癌手术"不留疤"，这个疗法做到了

在我国，甲状腺癌的标化发病率已从 1990 年的 1.4/10 万人，上升至 2016 年的 14.65/10 万人。截至 2016 年，甲状腺癌已成为我国女性最常见的恶性肿瘤之一，仅次于乳腺癌。上海市疾病预防控制中心 2018 年的数据显示，全市甲状腺癌占所有女性新发癌症的 16.8%，居所有恶性肿瘤之首。甲状腺癌也已成为威胁女性健康的主要疾病之一。

甲状腺癌的标准治疗方案是手术切除，大部分甲状腺癌患者预后非常好；然而，传统手术会造成颈部瘢痕，特别是甲状腺癌青睐年轻女性患者，术后颈部的瘢痕对爱美人士造成极大困扰。

有没有一种手术方式既可以做到治愈疾病，同时还不会在颈部留下疤痕？机器人辅助下的腔镜甲状腺手术可以很好地解决这个问题，即可以做到媲美甚至优于开放手术的根治程度，同时又能保持颈部的美丽。

在机器人手术系统辅助下，可以通过在颈部、耳后、腋下、胸乳或口腔内取小切口，通过这些小切口借助腔镜技术完成甲状腺肿瘤的手术，把切口"隐藏"或缩小使颈部的切口减小或消失。

对于甲状腺癌侧颈区转移的患者，传统的手术方法通常需要行

大弧形切口或 L 型切口，而使用达芬奇机器人手术也可以将切口隐藏在腋窝、胸部或者锁骨下等部位，机器人手臂在主刀的操控下得以实现等同于开放手术的治疗效果，最大程度满足了患者的美容需求。

手术机器人，并不是字面意义上的由机器人主刀。事实上，手术机器人是指一种集多项现代高科技手段于一体的平台，由外科医生控制台、床旁机械臂系统、成像系统三部分组成，其设计理念是通过使用微创的方法，实施复杂的外科手术。

简单地说，达芬奇机器人就是高级的腔镜辅助系统，它的机械臂好比医生的双手，但是可以滤除手部的抖动，同时又具有人手无法比拟的稳定性和精确度；它的活动范围远大于人手，在狭窄解剖区域也可 360 度自如运动。相比普通的开放手术和腔镜手术，手术机器人可以提供放大 10~20 倍的高清 3D 图像，拥有更好的手术视野，更重要的是，它可在头颈部的狭窄间隙里活动自如，因此非常适用对于功能保留要求较高的甲状腺手术。

该系统在完整切除肿瘤的同时，可以使喉返神经及喉上神经得到良好的保护。由于视野放大，它对甲状旁腺的血供亦可以提供良好保护，减少患者术后低钙血症的发生；同时由于切口取在腋窝等部位，非常隐蔽，有较好的美容效果。

（王蕴珺）

甲状腺未分化癌到底可不可治?

甲状腺未分化癌（Anaplastic Thyroid Cancer，ATC）是甲状腺癌的一种罕见亚型。ATC 发病率仅占所有甲状腺恶性肿瘤的 1%~3%，但这种肿瘤侵袭性极强，恶性程度高，一经诊断就是四期，其死亡率超过所有甲状腺恶性肿瘤导致死亡的一半。根据美国癌症统计数据库 SEER 数据库 1986—2015 年 30 年的统计数据，ATC 年发病率为 0.92/ 百万人，确诊后的中位生存期为 3.16 月，6 个月生存率为 35.23%，超过 90% 的患者在 1 年内死亡。

近年来，随着分子靶向药物及免疫治疗药物的研究进展，在 ATC 的治疗领域也有了一些突破。例如对 BRAF V600E 突变的 ATC 患者，应用 BRAF 抑制剂联合 MEK 抑制剂取得了 69% 的客观缓解率，预期 1 年生存率为 80%。然而由于甲状腺未分化癌的发病率低、进展又快，大众对这一疾病缺乏认知，致使就诊时已经错过了最佳干预时间，来院就诊时往往已有呼吸困难等气管压迫症状。如此"极其凶险"的甲状腺未分化癌，究竟如何才能做到早发现、早治疗，让"不可治"变为"可治"？

探明病因

甲状腺未分化癌病因不明，其发生受环境、遗传和激素因素的影响。近年来，对甲状腺未分化癌的发生和发展的分子机制研究有了很大进展，目前发现基因突变［如配对盒基因 8（*PAX*8）、抑癌基因 *TP*53、*Ki*-67、*BRAFV*600*E* 等的突变］可能在甲状腺未分化癌的进展中起重要作用。

临床表现

甲状腺未分化癌多发生于老年患者，发病年龄为 65~69 岁，男性较女性少见，临床约 80% 表现为迅速增大的肿块，其次是声音嘶哑、呼吸困难、吞咽困难等症状，主要是由于甲状腺未分化癌恶性程度高、进展速度快，常累及周围结构引起症状。当临床表现为以下症状时，需注意甲状腺未分化癌的可能。

（1）患者年龄较大。

（2）颈前肿物近期增长迅速且质硬固定。

（3）分化型甲状腺癌多次手术史，颈前肿物复发且增长迅速。

（4）伴呼吸困难、吞咽困难、声音嘶哑和（或）颈部疼痛症状且进展速度快，约 50% 的患者在就诊时有远处转移。

治疗方法

甲状腺未分化癌的治疗以多学科综合治疗为主，包括手术、放疗、靶向治疗、化疗。经过多学科团队的讨论或实体化的晚期甲状腺癌多学科门诊全面评估，充分与患者及家属沟通治疗获益和风险，为甲状腺未分化癌患者"量体裁衣"打造整合治疗方案。多学科团队紧密配合实施治疗方案。

外科治疗是 ATC 尤其是可切除 ATC 治疗的重要组成部分。对预期能达到 R0/R1 切除的（IVA/IVB 期）ATC，在多学科讨论后积极手术治疗，术后根据患者情况可进行放疗并联合系统治疗。

近年来，靶向治疗越来越多地被应用于无法手术切除的晚期甲状腺未分化癌患者。*BRAFV600E* 是甲状腺未分化癌中最常见的基因突变，因此，2018 年美国 FDA 批准 BRAF/MEK 抑制剂组合（达拉非尼 + 曲美替尼）用于治疗携带 *BRAFV600E* 突变的甲状腺未分化癌患者。除了基因突变和基因融合，甲状腺未分化癌也具有免疫浸润的特点并且肿瘤表达程序性死亡配体 –1（PD–L1）等免疫标记物。有研究表明，联合治疗（包括免疫治疗）对甲状腺未分化癌患者有效。此外，回顾性数据分析表明，靶向治疗联合免疫治疗可明显改善甲状腺未分化癌患者预后。

在初次评估中肿瘤无法切除的患者经治疗后，肿瘤有可能被切除，建议重新考虑手术治疗。

（杨舒雯　王宇　王蕴珺）

我们该如何远离甲状腺癌？

你是不是在体检中被告知有甲状腺结节？是不是担心过甲状腺结节会恶变成甲状腺癌？甲状腺结节，究竟离甲状腺癌有多远？

如今，甲状腺结节临床上触诊的发现率通常在3%~7%，正常人群中的超声检出率可达到20%~76%，其发现率确实很高。但事实上，绝大多数的甲状腺结节都是"好人"。甲状腺结节中，甲状腺癌仅占5%~15%。多数低危乳头状癌通过规范治疗预后较好，但仍有部分患者初诊时已为晚期，局部晚期或转移性甲状腺癌是甲状腺癌患者死亡的重要原因。通常，专家们会对每个甲状腺结节患者进行充分评估评级，一旦在超声评估中发现甲状腺癌分级在4级或以上，便会怀疑其存在恶性的可能性，应进一步完善包括细胞病理学在内的一系列检查，充分评估后给予治疗方案。

在上海，甲状腺癌是发病率上升最快的恶性肿瘤之一，其死亡率也在逐年缓慢上升，五年生存率为84.3%。不过尽管如此，经过规范治疗，多数低危乳头状癌预后良好，复旦大学附属肿瘤医院的数据显示，甲状腺乳头状癌术后五年生存率可达98%以上，十年生存率为92%；晚期患者五年生存率也接近60%。

我们该如何远离甲状腺癌？

甲状腺癌发病率增高，病因到底是什么？和许多其他肿瘤一样，甲状腺癌的发病机理目前尚难肯定。其中，值得警惕的有以下两个因素。

1. 电离辐射的暴露

童年期电离辐射暴露是分化型甲状腺癌（DTC）目前唯一确认的环境风险因素。切尔诺贝利核事故使污染地区儿童和青少年甲状腺癌的发病率显著增加，儿童期恶性肿瘤接受放疗的幸存者甲状腺癌发病风险增高均证实这一点，然而电离辐射的暴露与成人甲状腺癌的关系并不明确。值得注意的是，目前没有证据表明常规影像诊断的辐射剂量会导致成人患甲状腺癌的风险增加，必要时可使用护具保护，我们并不需要过度担忧。

2. 遗传

部分 TC 的发生与遗传相关。5%~10% 的 DTC 有家族遗传性；约 25% 的甲状腺髓样癌具有遗传性，由胚系 RET 基因变异导致，部分可作为 2 型多发性内分泌腺瘤病（Multiple Endocrine Neoplasia, MEN-2）的表现之一，如存在某些高危突变需预防性手术。有时，同一家系中有两名或以上患有甲状腺癌的成员，这并不代表就是遗传性甲状腺癌，因为除了遗传基因，还有一些其他生活习惯及易感因素等影响了此家系的患病率。

3. 其他

近年来多个荟萃分析显示肥胖可能是患甲状腺癌的风险因素，高体重指数者患甲状腺癌的风险约增加 9%。缺碘会增加辐射诱发患甲状腺癌的风险，但目前无证据表明碘摄入过量与甲状腺癌风险增加有关，也无证据表明食盐加碘与甲状腺癌高发有关。

在这里，我们也建议广大患者在日常生活中，好好保护自身的

"发动机"。

（1）无论缺碘还是碘的过量摄入，都会引发甲状腺疾病，所以无碘饮食或盲目补碘都是不可取的。应当根据自身的甲状腺功能情况、生活环境和饮食习惯来调整碘的摄入。

（2）夜猫子们请注意，从今晚起请早点睡觉。有规律的生活，保持合理的作息习惯很重要。

（3）做一个快乐的人。碰到糟心的事情，请调节情绪，学会释放心理压力。

（王宇）

手术后，药吃吃停停，
当心增加肿瘤复发风险

甲状腺癌是最常见的内分泌恶性肿瘤，是近年来增长最快的恶性肿瘤，其治疗包括手术、激素替代治疗、放射碘治疗及外放射治疗。对于大多数甲状腺癌患者，一般只需要进行根治性切除后行甲状腺激素替代治疗，预后良好。

甲状腺癌患者术后为什么要吃优甲乐？

甲状腺癌患者术后服用这种药主要有两个目的：一是避免因为甲状腺的切除而出现的甲状腺功能减退；二是降低甲状腺癌患者的复发风险。

患者服用的剂量通常需要将促甲状腺激素水平控制在一个合理水平，满足日常生理需求之外降低肿瘤的复发风险。《美国甲状腺学会指南》（2015版）将甲状腺癌的复发风险及促甲状腺激素治疗的抑制风险做了分层，而在临床实践中，医生还需根据患者的具体情况进行相应的调整，需要重点考虑患者优甲乐替代治疗的风险。对于有骨质疏松、心脏疾病、妊娠及高龄的患者需要做个体化的调整，因此特别建议广大患者尽量不要自行调整药物剂量，因为这是一个极其专业且非常重要的问题。

优甲乐定好剂量，中途可以调整吗？

甲状腺激素同人体的代谢密切相关，而人体的代谢又会随着活动量变化、天气变化、体重变化及心情变化等而波动。因此在激素替代治疗期间，通常一个剂量不能满足治疗需求，需定期复查甲状腺功能来调整优甲乐的剂量。

术后口服优甲乐的患者一般可在 4~6 周查甲状腺功能，术后 1 年内每 3~6 个月复查 1 次，手术 1 年以后每 6 个月复查 1 次，根据不同患者的复发危险分层和促甲状腺激素抑制风险分层，将促甲状腺激素控制在合适的目标范围内。

优甲乐抑制促甲状腺激素的目标水平是根据患者复发风险及优甲乐替代抑制风险综合评定的，因此不同患者其调控目标不同，在临床上，患者应尽量听从医师指导调整药物剂量而不可自行调整！

优甲乐如果吃吃停停，是否会影响术后疗效？

甲状腺癌切除术后的患者必须遵从医嘱，坚持服用优甲乐，一般不要随意停药或改变药物剂量。有研究表明，促甲状腺激素抑制治疗使甲状腺癌复发和死亡的整体风险降低 27%，促甲状腺激素能够促进来源于甲状腺滤泡上皮的细胞生长，加速癌细胞的生长，而服用优甲乐可反馈性抑制促甲状腺激素水平，降低肿瘤的复发风险。

甲状腺癌术后的患者突然停药，会导致促甲状腺激素的增高，可能增加肿瘤的复发风险。同时有可能造成患者甲状腺功能减退，引起一些类甲状腺功能减退症状，短期的停药可能引起疲乏无力、易困倦及怕冷等不适，长期停药造成的甲减可能会引发严重的贫血、黏液性水肿，甚至出现浆膜腔积液等较为严重的后果。

需要注意的是，由于激素代谢具有周期性，停药后甲减的症状并不会马上出现，患者可能会忽略停药风险从而影响激素替代的治疗效果。

吃了优甲乐，可以备孕或怀孕吗?

服用优甲乐可以备孕或怀孕，由于甲状腺癌术后促甲状腺激素水平控制在稳定水平需要一个过程，一般建议甲状腺癌术后 1 年备孕或受孕相对安全。

备孕前需要外科医生、内分泌科医生及产科医师共同协调，将促甲状腺激素控制在一个合理水平。促甲状腺激素水平太低，流产风险会增加，促甲状腺激素水平太高，一方面可以造成甲状腺癌复发风险增加，同时过高的促甲状腺激素水平可能会对胎儿的发育造成影响。

目前没有证据表明孕期的不同阶段服用优甲乐会对胎儿有毒性效应，妊娠期间需定期复查甲状腺功能，将促甲状腺激素控制在一个合理水平，确保妊娠安全的同时不增加甲状腺癌复发风险。

（史荣亮）

牢记随访！30% 分化型甲状腺癌术后会复发转移

甲状腺癌术后还会复发、转移？这并不是危言耸听。面对甲状腺癌，只有患者遵照医嘱定期随访，通过检查有效捕捉甲状腺癌的"复活信号"，才能尽早发现复发及转移病灶。

分化型甲状腺癌术后复发率约为 30%

分化型甲状腺癌包括乳头状癌和滤泡状癌，是最主要的甲状腺癌类型，涵盖了 90% 以上的患者。它的主要治疗手段是手术。但目前，业界并没有公认的甲状腺癌"治愈"标准，约 30% 的分化型甲状腺癌患者会出现术后复发或者转移，其中 2/3 发生在术后十年之内。

哪些因素可能增加复发风险？

有些因素可能为术后复发埋下了种子，比如手术时已经有颈部淋巴结转移、甲状腺外侵犯或远处转移，有甲状腺癌家族史，手术有残留癌灶等。按照中国抗癌协会《中国肿瘤整合诊治指南（CACA）甲状腺癌（2022）》的意见，具备以下因素的甲状腺癌，复发风险较高。

（1）肉眼可见肿瘤侵犯了甲状腺周围的软组织。

（2）肿瘤未完全切除。

（3）出现远处转移。

（4）病理分期为 N1（有区域淋巴结转移），并且转移的淋巴结最大直径大于 3 厘米。

（5）医生判断术后血清 Tg（甲状腺球蛋白，thyroglobulin）水平异常增高。

（6）有广泛血管浸润的甲状腺滤泡状癌（血管侵犯大于 4 个病灶）。

目前并没有明确医学证据表明，某种食物可能增加复发风险。不过，在碘 131 治疗前 2~4 周应保持低碘状态（碘摄入量 <50 微克 /d）。具体包括：服用无碘盐、禁食高碘食物等。但如果家中有正处于发育期的青少年儿童，需注意不能影响他们的碘摄入，因为碘对儿童体格和智力的发育是不可或缺的。

复发可能有哪些"信号"？

甲状腺癌根治术后，几乎所有患者都会感到不同程度颈部疼痛或不适，但这并不是复发的"信号"，痛感与复发转移等并没有明确的关系。在手术过程中，神经、肌肉、血管等组织损伤，都会导致恢复期出现颈部不适和疼痛，可以通过康复锻炼来减轻。

当出现以下情况，提示患者需要格外注意。

（1）术后复查发现有新的颈部肿块，要及时做 B 超检查明确性质。

（2）血液指标异常。①术后追踪的主要生化指标是 TSH（促甲状腺激素，thyroid-stimulating hormone）和 Tg，一般每 3~6 个月复查 1 次。如果已经接受甲状腺全切除手术，体内没有能分泌 Tg 的甲状腺癌病灶和甲状腺组织，Tg 应降低到极低水平，如果在血清中检测到 Tg 并高于正常，往往提示甲状腺癌病灶残留或复发。②血清降钙素与癌胚抗原升高，提示甲状腺髓样癌可能复发。

如何尽早发现复发的"苗头"？

手术后定期来医院随访、遵照医嘱完成必要的检查，是早期发现复发或转移的可靠办法。一般来说，术后 1 年内，每 3 个月复查 1 次；1 年后酌情延长复查间隔时间，例如每 6 个月复查。如果需要调整甲状腺素片药量，则应在调整后 1 个月再次复查甲状腺功能，观察药物效果。

需要提醒患者的是，如果患者的病情出现了波动，或医生需要患者进行增加复查，请一定遵照医嘱。

（王宇 向俊）

脑瘤

脑瘤离我们有多远?

脑瘤,顾名思义是生长在颅内的肿瘤。

先说说它的发病率。我国脑瘤发病率和死亡率均居全球第一位,年发病率为 7 人 /10 万人,上海地区为 7~8 人 /10 万人。2% 的人类肿瘤是脑瘤,其中,脑瘤死亡率在 12 岁以下儿童恶性肿瘤中位居第一,在成人恶性肿瘤中位居第十。大约 70% 的脑肿瘤是良性的,其余 30% 的脑肿瘤是恶性的。大约 58% 的脑肿瘤发生在女性身上,42% 的脑肿瘤发生在男性身上。脑膜瘤是最常见的原发性非恶性脑肿瘤,占所有肿瘤的 38.3%,占所有非恶性肿瘤的 54.5%。胶质母细胞瘤是最常见的原发性恶性脑肿瘤,占所有肿瘤的 14.5%,占所有恶性肿瘤的 48.6%。其他良性脑瘤还有垂体瘤、听神经瘤、颅咽管瘤等,其他恶性脑瘤包括生殖细胞肿瘤、髓母细胞瘤等。需要指出,血管瘤的名字虽然带了"瘤",但它不是真正的肿瘤,本质上它是一种血管畸形,可不能"谈瘤色变"哦。

再说说什么样的情况更容易患脑瘤呢。总的来说,目前脑瘤的发生机制并不明确,因此无法准确预测患脑瘤的风险。但是研究认为以下因素可能和脑瘤的发生有关。第一是年龄,随着年龄的增长,患脑瘤的风险也会增加,像胶质母细胞瘤一般多见于中老年人。第二是家族史，有脑瘤家族史的患脑瘤风险高于没有家族史的人。第三是吸烟，吸烟也是脑瘤的危险因素。第四是长期暴露于放射性物质，如 X 射线和核辐射，可能导致患脑瘤的风险增加。第五是某些基因异常，比如神经纤维瘤病使罹患脑瘤的风险增加。

怎样和脑瘤"保持安全距离"呢？虽然目前没有明确的方法能预防脑瘤的发生，但是可以通过一些方法减少脑瘤的风险。（1）保持健康的生活方式：例如保持良好的饮食习惯，多锻炼身体，不吸烟，限制饮酒，维持健康的体重等。（2）避免暴露于辐射：避免长期接触电视、电脑屏幕等辐射源。（3）注意尽量避免头部损伤，特别是对儿童。有些研究认为接种流感疫苗可以降低脑瘤的风险。

总之，脑瘤发生率不高，发病原因不明，但是通过保持健康的生活方式，一样能够减少患脑瘤的风险。

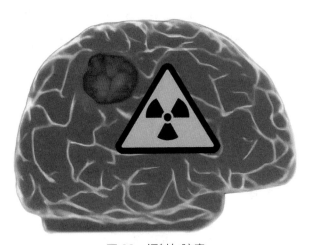

图 22　辐射与脑瘤

（黄若凡）

脑瘤的治疗方法有哪些？

脑瘤的治疗强调多学科合作（MDT），治疗团队包括脑外科医生、放疗科医生、肿瘤内科医生、影像医生、病理医生等，他们共同参与诊断和治疗决策，可以提高治疗的准确性和效率，方法包括手术、放疗、化疗、靶向治疗和电场治疗，中医药治疗和康复也发挥了一定作用。

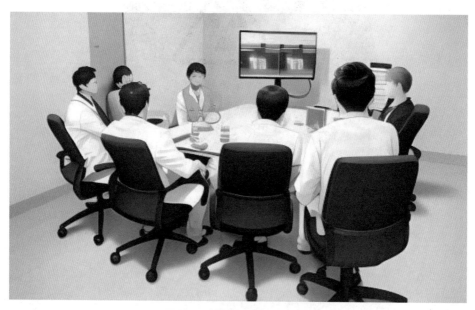

图23　多学科合作（MDT）

手术治疗

手术是脑肿瘤的首选治疗方法。只要肿瘤的生长部位和大小允许手术，可以在尽量保护好正常组织的前提下完全切除或最大限度切除肿瘤，减轻肿瘤压迫引起的症状，听神经瘤、垂体瘤和脑膜瘤等大部分良性肿瘤可以通过手术完全切除病灶，可能达到治愈的效果。切下来的肿瘤组织可以送去做病理诊断，来明确疾病的性质。如果患者条件不允许全部切除肿瘤，也应当进行穿刺或者开颅活检来获得病理组织，为明确诊断和下一步的治疗做好铺垫。

放疗

放疗种类繁多，包括常规放疗、伽马刀、射波刀等，适用于手术切除肿瘤后消灭残余病灶、治疗对放射性特别敏感的肿瘤如淋巴瘤和小细胞肺癌、治疗无法手术切除或者手术不能达到完全切除有残留病灶的患者。就高级别或低级别高危胶质瘤而言，术后4周左右需要进行放疗，用射线杀死残留的肿瘤细胞，推迟肿瘤复发。

化疗

通常所说的化疗是细胞毒药物治疗，指使用药物来控制肿瘤细胞的生长，也会对正常的细胞产生毒害作用。恶性脑肿瘤需要根据肿瘤的病理、生长部位和患者身体状况来确定是否需要进行化疗。良性的脑肿瘤如垂体瘤、听神经瘤、大部分脑膜瘤可以通过手术完全切除，是不需要进行化疗的；原发性恶性脑肿瘤如高级别脑胶质瘤非常容易复发，尽管经过了手术和放疗，仍然可能有部分肿瘤细胞残留，需要术后进行化疗。部分脑瘤呈浸润性生长，或者生长在重要的功能区，手术时要考虑保护正常组织而无法完全切除，也需要术后配合化疗。恶性脑肿瘤复发后无法进行手术和放疗，这时候化疗可能延缓病情的发展。有些特殊的肿瘤，如常发生于青少年的生殖细胞肿瘤和髓母细胞瘤，化疗更是"主角"，有时候为了提高疗效，甚至要进行超常规剂量的大剂量化疗。

靶向治疗

大部分靶向治疗前需要进行基因检测，如果检测到有特定药物的突变位点才可以使用相应的靶向药物。靶向治疗的特点是能够精确制导，只杀灭肿瘤细胞，不伤害正常的细胞，如果说化疗是"宁可错杀一千，绝不放过一个"，那么靶向治疗就是能够识别"坏人"的定向导弹。

电场治疗

电场治疗是近年来新兴的一种治疗方式，它与"电击治疗"可不是同一回事儿，电场治疗是一种物理疗法，通过中频率的电场来杀灭肿瘤细胞。

中医药治疗

中医将脑瘤归为"头痛""中风""呕吐""眩晕"等病范畴，对脑瘤的治疗主要在于扶正消瘤原则，缓解症状。

康复治疗

脑瘤发生后常会导致患者偏瘫、失语，早期进行康复治疗可以最大程度地挽救患者的功能。手术以后应该尽早开展康复锻炼。

总之，脑瘤的治疗是综合治疗，需要各专科专家、家庭、社会的共同合作。

（黄若凡）

脑瘤患者发生癫痫怎么办?

脑瘤患者经常会发生癫痫,也就是俗称的"羊癫疯",可以表现为突然跌倒、口吐白沫、浑身抽搐,一旦发作起来很吓人。癫痫的本质是大脑神经元突发性异常放电。肿瘤本身变化、治疗因素、环境刺激,都可能导致癫痫的发生。癫痫有部分性发作和全面性发作两大类症状。

部分性发作以局部症状为特征,如身体的某一局部发生不自主抽动,多见于一侧眼睑、口角、手指;或者一侧肢体麻木感和针刺感;伴或者不伴意识障碍,单纯部分发作持续时间一般不超过 1 分钟。全面性发作多在发作初期就有意识丧失,大发作时双眼球上窜,神志不清,喉肌痉挛,发出尖叫,牙关紧闭和大小便失禁,可有口舌咬伤,口鼻喷出泡沫或血沫等,从发作开始至恢复经历 5~10 分钟,醒后觉头痛、疲劳,对抽搐过程不能回忆。

那么癫痫发作时我们该怎么办呢? 为避免二次伤害,我们可以采取以下几种方式。

(1)首先不要惊慌失措。可抱住患者,慢慢放倒使其躺平,以免摔伤。

(2)不要用力按住患者,患者抽搐时力量很大,用力按住患者,

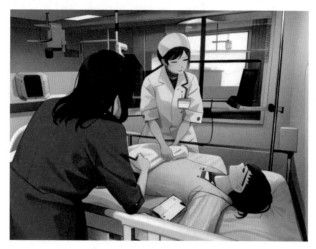

图 24　脑瘤患者癫痫治疗

可能会使其软组织拉伤。

（3）不要试图在牙齿之间强行塞入任何东西。牙关紧闭时如果强行撬开，易损伤牙齿，就算能塞入东西，一旦落入咽部、气道也有导致窒息的可能；其二患者即使咬破，也只是伤及舌头边缘或口腔黏膜，出血量不多，实际上并无大碍。

（4）抽搐过后，让患者保持侧卧位，以防因舌后坠、呕吐等原因造成窒息，确保气道通畅 。

（5）如果持续抽搐时间超过 5 分钟，或反复抽搐，应拨打急救电话，尽快将患者送往医院。

作为脑瘤患者，如何预防癫痫发生呢？首先是避免诱因，包括避免疲劳、饥饿、缺觉、便秘、饮酒、情绪激动、强烈的声光刺激及惊吓等诱因。其次是按照医嘱规律服用预防或治疗癫痫的药物，不可擅自停药，避免漏服，外出时应该备足抗癫痫药物。

脑瘤患者发生癫痫是常见的，不必过于紧张。癫痫发作时和发作后均应卧床休息，避免声、光及强烈气味刺激；平时应建立良好的生活习惯，劳逸结合，避免紧张，保持睡眠充足。

（黄若凡）

脑瘤可以靠"吃药"治疗吗？

大多数肿瘤的首选治疗方法是手术切除，对于良性肿瘤更是如此。但是有些肿瘤切除以后还会复发，比如胶质瘤、脑膜瘤；有些肿瘤无法完整切除，比如位于脑干、大脑深部的肿瘤，如果强行切除，或危及生命，或影响功能；有些肿瘤，一开始就容易全脑到处生长或者沿着脑脊液播散，如原发中枢淋巴瘤、生殖细胞肿瘤，这些情况下，除了局部放疗，药物治疗是重要的，甚至是主要治疗手段之一。

脑瘤传统的药物治疗指的是化疗。用化疗药物治疗恶性脑胶质瘤大概有半个世纪的历史，传统的 PCV 方案和现代的替莫唑胺化疗，交相辉映，对少突胶质细胞瘤、某些星形细胞瘤有良好疗效。有些患者在放疗同时就需要接受化疗，有些在化疗后还要进行一段时间化疗。现在已经可以通过检测一些标志物，来预测患者对化疗的敏感性。这些药物和其他化疗药物相比，主要的不良反应是骨髓抑制，尤其是白细胞和血小板的降低，因此需要在化疗前进行血液检测。鞍区肿瘤，经常和内分泌异常有关，有时也可通过药物如生长抑素抑制肿瘤生长，改善症状，推迟手术，提高患者的生活质量。

近年来，靶向治疗的发展，使得药物在某些脑瘤的治疗中更具有了举足轻重的作用。比如，有些胶质瘤，甚至是恶性程度很高的胶质瘤，通过基因检测会发现一些突变，这些突变导致了肿瘤的发生发展，如果针对这些突变进行精准打击，就可以控制肿瘤生长，甚至使得肿瘤起到"药到病除"的效果，比如 *BRAF–V600E* 突变、NTRK 融合突变。还有些靶向药没有特定靶点，但是靶向特定的组织，比如贝伐珠单抗能通过影响肿瘤血管饿死肿瘤。

还有一类药物在脑瘤的治疗中也是必不可少的，那就是脱水剂。脑瘤患者因为肿瘤造成的压迫和水肿、放疗后局部水肿的加重，会造成颅内占位效应或者颅内压力增高，除了引起肢体症状，有时还会危及生命。主要的脱水剂有甘露醇、甘油果糖、地塞米松、利尿剂。长期使用脱水剂会引起体内环境紊乱，地塞米松还会引起血糖升高、无菌性股骨头坏死。

脑瘤手术有几百年历史，而脑瘤的药物治疗历史还很短，但这个后起之秀正在脑瘤治疗中发挥越来越重要的作用。

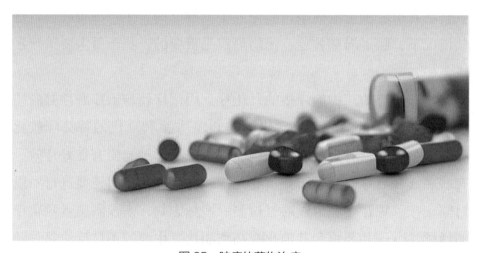

图 25　脑瘤的药物治疗

（黄若凡）

哪些表现要怀疑脑瘤？

脑瘤的发病率较低，导致了大家对脑瘤的认识较为匮乏，哪些症状可能提示脑瘤的发生呢？

由于大脑不同部位各司其职，所以具体的临床表现可能因脑瘤的位置、大小和类型而异，可以出现以下症状。

（1）头痛：频繁且没有明显诱因导致的头痛可能是脑瘤最常见的症状，肿瘤在大脑内生长得很快，会挤压正常脑组织的空间，导致颅内压力升高，从而引发头痛。日常生活中能引起头痛的原因非常多，一般来讲，实质性肿瘤引起的头痛会发生在头颅的上半部分，常常伴有头昏，早晨醒来时比较严重，可能伴有喷射性呕吐。当感觉到头痛时，不必紧张，不能排除其他疾病时，建议尽早到医院就诊，以明确头痛原因，排除风险。

（2）恶心和呕吐：因脑瘤在颅内生长造成颅内高压的患者，会发生呕吐的症状，跟一般呕吐的不同在于大多数时候会和头痛一起发生，并且为喷射状。如果频繁出现应尽快前往医院寻求治疗。

（3）肢体无力：当肿瘤压迫到运动相关的神经时，会造成一定程度的肢体无力，麻木，甚至一侧偏瘫，完全无法行动。

（4）记忆力衰退、性情改变：额叶部分主管人的语言、运动和情绪，当突然出现记忆力下降、转眼忘事、思维能力下降或者是性情突然改变，迟钝、易怒、难以自控等一系列状况时，应考虑额叶脑瘤的可能。

（5）癫痫：大脑的某些部位受到肿瘤压迫可能会产生癫痫发作的现象，也被称为"羊角疯""抽搐"等，来得突然结束也快，持续几秒到几分钟不等，大发作时一般会口吐白沫，肢体抽搐，意识丧失。也有些发作只是躯体局部的抽动，也有患者表现为突然呆立不动，家属在第一时间发现无法自行确认是否为癫痫发作时，可录制视频咨询医生并将患者紧急送医。

（6）意识障碍：例如昏迷或嗜睡，叫不醒，或者只要不说话就昏昏欲睡。

（7）语言障碍：如果脑瘤影响了语言中心，可能会导致语言障碍，有些人会难以理解别人说的话，有些人心里明白怎么回事，但是无法说出来。

（8）认知障碍：包括注意力不集中、记忆力减退、思维困难等。

（9）感觉障碍：对冷和热的感觉发生变化，难以感受到痛觉。

（10）丧失平衡，走路不稳，直线行走困难，一般会同时出现眩晕的感觉，无法保持平衡，无故出现"晕车、晕船"等感觉。

（11）精神障碍：包括情绪不稳定、焦虑、抑郁、幻觉和精神分裂等。

（12）视力问题：如果脑瘤影响了颅神经，可能会导致视力问题，例如视物模糊、视物重影、视野缺失、视力下降、看东西变形、颜色改变、眼球转动困难等。

（13）听力下降：出现耳鸣，听力下降甚至丧失等。

（14）内分泌紊乱：常见于垂体瘤，在女性患者群体中表现更明显，如非哺乳期泌乳、停经、不孕不育等，由于生长激素分泌过多造成儿童巨人症和成人肢端肥大症。

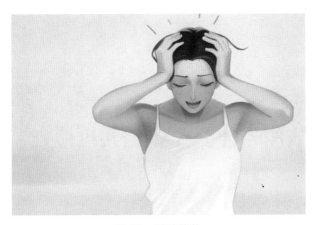

图 26　脑瘤症状

　　总之，脑瘤的临床表现千变万化，有些脑瘤的发病很急，也很容易让人想到是脑子出了问题，有些却是很隐匿，感觉身体异常时及时就医，绝大多数情况下不会贻误病情。

（黄若凡）

脑瘤为什么要做磁共振检查？

为了确诊脑瘤，患者经常需要接受磁共振检查。它可以清晰地显示脑内的结构和组织，从而帮助医生诊断脑瘤。磁共振检查的优点是不会产生放射性，因此对身体的影响更小；而且它对脑组织可以进行不同维度的观察，看到的图像更加全面。

磁共振检查对于诊断脑瘤非常重要，因为它可以提供脑内结节的准确形状、大小和位置信息。这些信息可以帮助医生识别脑瘤的类型，从而确定最佳的治疗方案。此外，磁共振检查还可以帮助评估脑瘤是否对周围的脑组织造成了压迫，以及它是否对脑功能产生了影响。有时候，磁共振检查需要注射造影剂，这样可以提高对病灶尤其是小病灶的检出率；帮助鉴别病灶的良恶性；已确定为恶性肿瘤的，增强扫描的目的在于提高肿瘤分期的准确性或判断肿瘤手术切除的可能性；区分血管，如颅脑、腹腔内有 1 个小结节或小肿块，通过增强扫描，它可以鉴别究竟是血管影还是肿瘤或小的淋巴结。磁共振还有其他非常规的检查方法，可以专门观察肿瘤的代谢、血供，帮助诊断。

磁共振检查也有些缺点：耗时比较长，通常需要 10~20 分钟才能完成。而且，检查时需要躺在一个桶状的相对密闭的空间内，有一定的噪声，因此，并不是所有人都可以进行 MRI 检查。

磁共振检查有些特别的注意事项：如果体内有部分金属植入物，磁共振检查中使用的磁场可能影响金属植入物，因此有金属植入物（例如部分心脏起搏器、钢钉或硬膜外导管）的患者不适合进行磁共振检查；不能携带磁敏感性物品进行磁共振检查，磁共振检查中使用的磁场可能影响磁敏感物品，因此携带磁敏感物品（例如磁卡、戒指）的患者不适合进行磁共振检查；在妊娠期间，进行磁共振检查前需要咨询妇产科医生；对磁共振检查中使用的药物过敏的患者不适合进行检查；神志异常，不能配合的患者不能进行磁共振检查；有些患者对封闭的环境非常恐惧，不能在封闭的环境中保持静止的患者不适合进行磁共振检查。

总之，磁共振检查在脑瘤的诊断中有举足轻重的地位，但是少数患者并不适合。

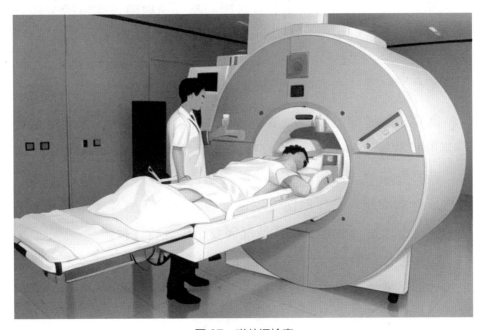

图 27   磁共振检查

（黄若凡）

脑瘤治疗的这么些"刀"究竟是什么?

放疗的全称叫放射治疗,和手术一样都是局部的治疗手段,放疗利用的是一种高能量的放射线来杀死肿瘤细胞,像一把隐形的手术刀,能够把集中在一起的"坏细胞"最大程度地杀死,保护周围的"好细胞"不受伤害。其中最常用的是外照射治疗,包括X线、电子线和质子重离子等,能够对准局部的病灶,杀伤肿瘤。

哪些患者需要接受放疗呢?

医生根据肿瘤的病理类型、分期和患者的全身状况来确定是否需要进行放疗、进行怎样的放疗。高度恶性的肿瘤如高级别胶质瘤、转移性脑瘤,无法完全切除的肿瘤都是放疗的对象。由于放疗会造成骨髓抑制、黏膜损伤等不良反应,只有在患者身体状况可承受的情况下才进行放疗,具体情况需要医生进行评估。

如果把传统的放疗比作战场上的"大面积轰炸",近年来发展起来的各种精准放疗技术就好似战场上的"精确制导炸弹"和"导弹"了,这些精准立体定向放疗技术常被称作"某某刀"。

1. 伽马刀

又称伽马射线立体定向放射外科治疗系统,这是一种融合现代计算机技术、立体定向技术和外科技术于一体的治疗性设备，它将钴 –60 发出的伽马射线几何聚焦，集中照射病灶，一次性、致死性地摧毁靶点内的组织，而射线经过人体正常组织几乎无伤害，并且剂量锐减，因此其治疗照射范围与正常组织界限非常明显，边缘如刀割一样，人们形象地称之为"伽马刀"。传统的伽马刀需要制作头架，新的伽马刀可以使用塑料面罩，减轻了患者的痛苦。伽马刀的优点是：治疗时间短，每次只需要十几分钟至几十分钟就可以完成，不需要住院，不开刀，无创治疗，不良反应较小。但它也有缺点：起效较慢，需在未来的几年内定期复查，其次对肿瘤的大小有限制，一般来说，小于 3 厘米肿瘤效果较好。

2. TOMO 刀

TOMO 刀全称是 TOMO 螺旋断层放射治疗系统，是把一台小型化 6 兆伏医用直线加速器和螺旋 CT 整合在一起，用高能 X 射线照射破坏肿瘤细胞的核心物质 DNA，从而达到控制及杀灭肿瘤的目的，它可以 360 度旋转，全方位断层扫描照射。在放疗的同时就可以采集 CT 影像数据，等于边照射边修正，如战场上对炸弹投掷位置进行了实时修正。CT 成像探测器会在放疗的同时收集穿透患者身体后的 X 线片，从而推算出肿瘤实际吸收的射线能量，了解杀伤的强度，为以后的放疗剂量调整提供个体化的参考数据。

3. 射波刀

是一种新型图像引导的全身立体定向放射外科治疗设备。可以通过将计算机立体定位导向、肿瘤实时追踪技术、直线加速器放射治疗结合在一起，对肿瘤进行全方位照射治疗。作为放疗的一种，射波刀跟普通的放疗选用的都是 X 射线，不同的是它的射线能聚焦的能量比较大，不需要像普通放疗那样放那么多次。并且，射波刀照射的角度是可以调整的，且治疗过程中会实时验证肿瘤位置，对于一些肿瘤，治疗系统可以随着呼吸的节律去改变射线的方向，让射线去追踪病灶，有点巡航导弹的味道了吧。

4. 质子重离子刀

质子和重离子能穿过空间或物质到达病灶并释放大量能量，与传统的光子线不同，也被称为"质子刀"和"重离子刀"。质子和重离子同属于粒子线，粒子线可以形成能量布拉格峰，粒子能量在很短的距离内迅速释放跌落，有利于对肿瘤进行集中爆破，同时减少对健康组织的伤害。对于特殊解剖部位，如眼球后方、重要神经、腺体、心脏附近的肿瘤，采用质子重离子放疗，可以更好地保护正常组织。缺点是非常昂贵。

5. 速锋刀

与射波刀类似，精准度可以达到 0.1 毫米，这意味着它能精准地治疗肿瘤。由于速锋刀的高精度和立体定向放疗技术，它非常适合那些由于病灶位置或身体原因无法手术的肿瘤患者。例如，有些肿瘤位于身体深部或与关键组织器官相邻，传统的手术难以切除，

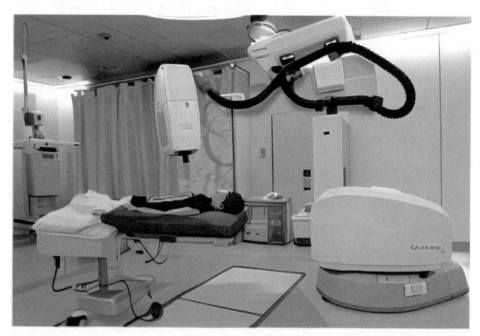

图 28　脑瘤放疗

但使用速锋刀可以精准地治疗肿瘤，同时最小化对周围组织的损伤。然而，需要注意的是，速锋刀的杀伤力更大，与之相应的放射剂量也更高。如果过度使用，可能会导致患者无法再接受任何放疗，这是非常危险的。因此，在接受速锋刀治疗之前，需要找专家进行整体、全程的治疗方案规划，以确保治疗的安全性和有效性。

虽然有很多把"刀"可以选择，但是应该根据肿瘤部位、生物学特性，选择合适的局部治疗方案。

（黄若凡）

肿瘤电场疗法是什么黑科技?

听到"肿瘤电场治疗",很多患者会误认为是依靠电流进行的电击治疗。其实不然,它是一种新型的"智能穿戴"设备,只需要将毫米级的电场贴片贴在皮肤的相应位置,再联通相应的装置即可。电场治疗被称为手术、放疗、化疗、免疫(靶向)治疗之外的"第四种疗法",开创了肿瘤治疗新时代。目前,电场治疗已成为胶质母细胞瘤的标准治疗方案之一。

那么,肿瘤电场治疗是如何发挥作用的?

肿瘤电场治疗可以通过低强度、中频交流电场来阻止肿瘤细胞的增长。在电场作用下,影响细胞分裂,从而导致肿瘤细胞不再增殖。更重要的一点是,细胞膜是肿瘤细胞的"窗户",原本拥有"防风防尘防蚊虫"的作用,但电场治疗拆掉了这扇"窗户",抗癌药物也就能更容易地进入癌细胞了。

可能有患者朋友会问:"电场疗法难道不会损伤正常细胞吗?"经过科学家多年的研发改进,肿瘤电场疗法只会对癌细胞更敏感,不会损伤正常细胞,对比传统治疗方式,没有手术创伤或放化疗产生的不良反应。

电场治疗是一种全新的肿瘤治疗技术,它可精准有效地清除癌

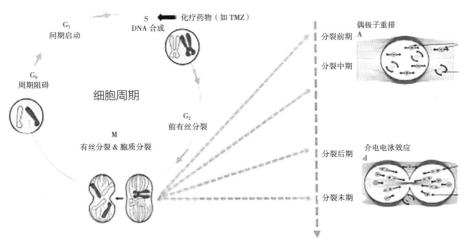

图 29　肿瘤电场疗法与细胞周期

细胞。有研究表明，电场治疗的疗效呈时间依赖性，每天佩戴时间越长越能获益，当患者每天穿戴超过 22 小时，五年生存率从 4.5% 提升至 29.3%。

把肿瘤电场治疗设备穿在身上麻烦吗？答案当然是"不！"其实，电场治疗方式十分简单，因为是便携式的，几乎不影响患者吃饭、外出、郊游等日常生活，甚至在工作期间，患者也可携带相关设备。

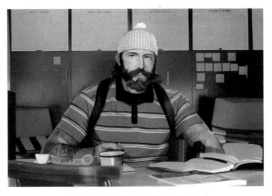

图 30　穿戴式肿瘤电场疗法

肿瘤电场治疗可以用于其他肿瘤的治疗吗？近年来，肿瘤电场治疗研究传来了不少振奋人心的消息，目前已有多个重要适应证正在研发进程中，包括胰腺癌、肝癌、胃癌等。肿瘤电场治疗作为一种突破性疗法，由于其独特的作用机制，改善了多种实体瘤的治疗格局，为广大癌症患者带来了新曙光。

（黄若凡）

处方笺

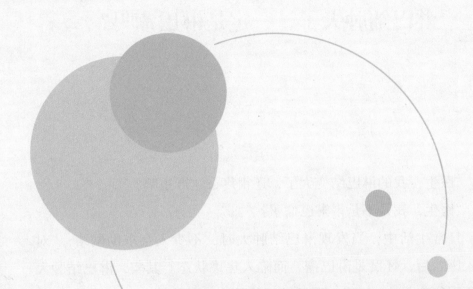

血液系统肿瘤
热点问题

医师：＿＿＿＿＿＿＿＿＿＿

临床名医的心血之作……

淋巴瘤

淋巴结肿大了，一定是淋巴瘤吗？

"医生，我的淋巴结变大了，还很疼，这严重吗？"

"医生，我是不是得淋巴瘤了？"

日常生活中，当发现淋巴结肿大时，不少人会求助网络，"对号入座"后，怀疑是淋巴瘤，而陷入焦虑状态。其实，淋巴结肿大的原因往往是个"谜"，不经过现代检查，如血常规、超声、CT 检查，甚至病理活检等，很难明确诊断。但是淋巴结肿大多是反应性的，找到相应原因后，经治疗可逐渐缩小并恢复正常，所以大可不必慌张。

接下来我们详细了解下什么是淋巴结，为什么淋巴结会肿大，淋巴结肿大常见的原因有哪些，如何鉴别淋巴结肿大的病因。

首先我们来认识下淋巴结。淋巴结是人体内的一个小型免疫器官，是淋巴系统的重要组成部分。它们分布在淋巴系统中，特别是淋巴管道的汇集部位。淋巴结通常呈圆形或卵圆形，正常的淋巴结大小在 0.2~0.5 厘米。一般都沿血管周围，像网络一样分布在全身各处。多成群位于身体较隐蔽的凹窝处，如耳后窝、颌骨下、锁骨上窝、腋窝、腹股沟、内脏器官周围、胸腹腔大血管附近等，遍布全身各处。淋巴结是人体内的一个重要的免疫器官，在体内起到过滤、清除和转移体内废物和病原体的作用，是人体免疫系统的重要组成部分。

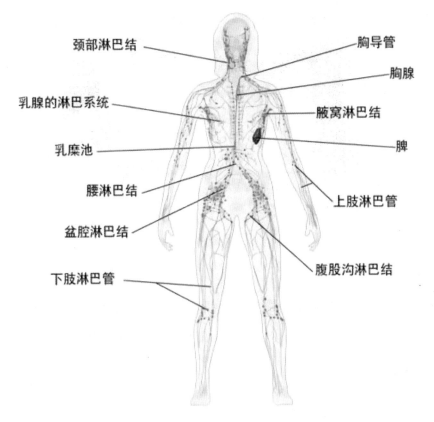

图31 淋巴结示意图

什么是淋巴结肿大？淋巴结肿大指的是淋巴结增大或膨胀，正常人除在颌下、腹股沟可触及，一般各部位均无明显肿大的淋巴结。如果在浅表淋巴结区域能及直径＞1厘米的淋巴结，且常可多个肿大，或内部发现淋巴结，均为淋巴结肿大。淋巴结肿大可能是身体对某种刺激或感染的反应，如病毒、细菌、真菌、结核杆菌等微生物感染、炎症、过敏反应、肿瘤转移等。绝大多数浅表淋巴结肿大仍以非特异性急慢性炎症、反应性增生和特异性感染为主。其中，以头颈部器官的非特异性感染（如感冒、上呼吸道感染等）引起的引流淋巴结反应性增生最为常见。一般来说，肿瘤引起的淋巴结肿大只占少数，多数与炎症相关。

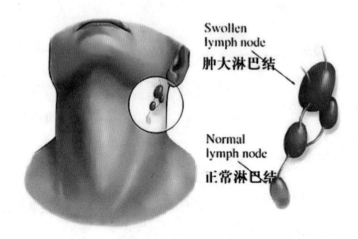

Swollen
lymph node
肿大淋巴结

Normal
lymph node
正常淋巴结

图 32　淋巴结肿大示意图

常见引起淋巴结肿大的原因主要有以下几点。

（1）感染：细菌、病毒、真菌和寄生虫等感染可以引起淋巴结肿大。例如，感冒、麻疹、流感、扁桃体炎、结核病、艾滋病等都可以引起淋巴结肿大。

（2）肿瘤：癌症是淋巴结肿大的另一个常见原因。癌症细胞可以通过淋巴管系统扩散到淋巴结，并在那里生长。

（3）免疫疾病：淋巴结肿大也可能是由于免疫疾病的结果，例如风湿病、系统性红斑狼疮等。

（4）药物反应：某些药物也可能导致淋巴结肿大，例如抗生素、抗癫痫药物、抗风湿药等。

（5）过敏反应：过敏反应也可以导致淋巴结肿大，例如过敏性鼻炎、荨麻疹等。

（6）其他疾病：其他一些疾病也可能引起淋巴结肿大，例如肝硬化、血液疾病、某些遗传病等。

若出现下面几种症状，要警惕淋巴瘤。

（1）淋巴结为无痛性、质硬、活动度差。

（2）进行性增大，尤其在 1~2 周内迅速增大。

（3）多处淋巴结肿大。

（4）伴有全身症状如发热、盗汗、体重减轻，还可有皮肤瘙痒、疲劳、乏力等。

如果淋巴结肿大持续存在或伴随其他异常症状出现，建议及时就医进行进一步检查和诊断。

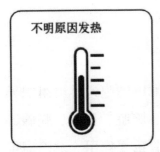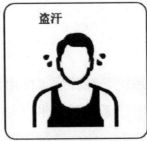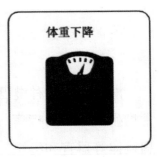

图 33　警惕淋巴瘤

常见的淋巴结检查方法包括超声检查、CT 扫描、淋巴结活检等。这些检查可以帮助医生确定淋巴结肿大的原因，并据此制订最佳的治疗方案。因此，如果出现淋巴结肿大，不要自行诊断或推测，最好及时咨询专业医生进行检查和治疗。

（刘涛）

淋巴瘤的预警有哪些?

淋巴瘤是一种淋巴系统恶性肿瘤,即由淋巴细胞或淋巴组织异常增生而导致的疾病。淋巴系统包括淋巴结、脾脏、骨髓、胸腺、扁桃体等器官和组织,它们在免疫防御中起着重要作用。淋巴瘤可发生在淋巴系统的任何部位,包括淋巴结、外周血液、骨髓、脾脏、肝脏、胃肠道等,也可能发生在多个部位。以下是一些表明可能患有淋巴瘤的预警信号。

(1)无痛性淋巴结肿大:淋巴瘤通常以淋巴结的肿大为特征。这些肿块通常是无痛的,但有时可能会感到疼痛。

(2)发热和盗汗:淋巴瘤会导致不明原因的发热和盗汗,尤其是出现在晚上。这些症状可能会反复出现。这里发热指的是大于38.5℃,并排除其他感染因素;盗汗是指夜间大量出汗,需要更换衣服被褥。

(3)不明原因体重减轻:6个月内不明原因的体重下降达到10%。

(4)疲劳和虚弱:淋巴瘤可以导致长期疲劳和虚弱感,这可能是由于身体免疫系统的消耗或肿瘤本身的代谢活动。

(5)皮肤变化:某些类型的淋巴瘤可以导致皮肤发生变化,例如红斑、皮肤瘙痒或其他异常。

（6）呼吸困难：当淋巴瘤发生在胸部时，可能会导致呼吸困难、胸痛或咳嗽等症状。

如果您注意到这些预警信号，请立即咨询医生。他们可以通过检查淋巴结或进行其他检查来确定您是否患有淋巴瘤，从而制订最佳治疗方案。

（刘涛）

不一样的霍奇金淋巴瘤

霍奇金淋巴瘤（Hodgkin lymphoma），又称为何杰金淋巴瘤，是一种淋巴组织恶性肿瘤，以 Reed-Sternberg 细胞为特征。这种癌症起源于淋巴系统，通常起始于淋巴结，也可能扩散到其他淋巴组织，如脾脏、肝脏、骨髓和肺等，目前发病原因不详。霍奇金淋巴瘤有 2 种类型：经典型霍奇金淋巴瘤（CHL）和结节性淋巴细胞为主型霍奇金淋巴瘤（NLPHL）。CHL 占所有霍奇金淋巴瘤的 95% 左右，有 4 种亚型：结节性硬化型（最常见）、混合细胞型、淋巴细胞减少型、淋巴细胞优势型（最不常见）。NLPHL 非常罕见，约 5%，NLPHL 以具有"爆米花形"细胞而闻名，随着时间的推移，NLPHL 可以转变为一种侵袭性（快速生长）类型的非霍奇金淋巴瘤，称为弥漫性大 B 细胞淋巴瘤（DLBCL）。

霍奇金淋巴瘤诊断最佳方法是切除一个或多个全淋巴结，并使用称为免疫组化（IHC）的过程进行

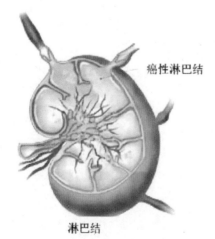

癌性淋巴结

淋巴结

图 34　癌性淋巴结

检测。

霍奇金淋巴瘤的分期可参见下图。

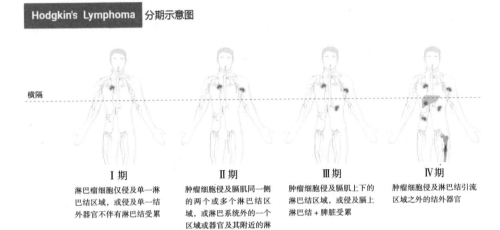

Hodgkin's Lymphoma 分期示意图

横隔

Ⅰ期
淋巴瘤细胞仅侵及单一淋巴结区域，或侵及单一结外器官不伴有淋巴结受累

Ⅱ期
肿瘤细胞侵及膈肌同一侧的两个或多个淋巴结区域，或淋巴系统外的一个区域或器官及其附近的淋巴结

Ⅲ期
肿瘤细胞侵及膈肌上下的淋巴结区域，或侵及膈上淋巴结＋脾脏受累

Ⅳ期
肿瘤细胞侵及淋巴结引流区域之外的结外器官

图 35　霍奇金淋巴瘤分期

化疗是霍奇金淋巴瘤应用最广泛、最有效的治疗方法；放疗通常在化疗后给予，但有时单独用于治疗霍奇金淋巴瘤；造血干细胞移植、免疫治疗等也是霍奇金淋巴瘤的治疗方法。

霍奇金淋巴瘤的特征是在淋巴组织中存在一种名为 Reed-Sternberg（RS）细胞的特殊恶性细胞。这种细胞的特征是巨大的细胞体积，通常包含两个大而清晰的核。RS 细胞通常是在淋巴结或其他淋巴组织中发现的。

除了 RS 细胞，霍奇金淋巴瘤还有其他特征。这种淋巴瘤通常具有以下特点。

（1）男性比女性更常见，大多数人在 15~30 岁，或 55 岁以后被诊断。

（2）起始于一个或多个淋巴结。通常是颈部、腋窝或腹股沟淋巴结。霍奇金淋巴瘤常从一组淋巴结扩散到下一组淋巴结。如果不及时治疗，它将扩散到淋巴系统以外的组织和器官，如脾脏、肝脏、骨髓和肺等。

（3）淋巴结肿大。肿大的淋巴结通常是无痛的，但如果淋巴瘤扩散到神经系统，可能会出现疼痛。

（4）夜间盗汗、高热和体重下降。这些症状可能是由淋巴系统恶性细胞增生和免疫系统失衡引起的。

（5）化疗和放疗治疗有效。霍奇金淋巴瘤对化疗和放疗治疗通常很敏感。治疗的选择取决于患者的年龄、病情和淋巴瘤的分期。治疗得当，多数人可治愈。

总之，与非霍奇金淋巴瘤相比，霍奇金淋巴瘤发病年龄较轻，治愈率通常很高，但仍需要在专业医生的指导下进行治疗和监测。

（刘涛）

淋巴瘤的 CAR-T 治疗

　　CAR-T 治疗是一种基因治疗技术，通过重新设计患者的 T 细胞，让它们能够更好地攻击和摧毁肿瘤细胞。具体而言，这种治疗技术利用工程技术将 T 细胞从患者体内取出并重新设计，使其表达一种名为"嵌合抗原受体"（Chimeric Antigen Receptor，CAR）的蛋白质，给他们装上受体就像给他们装备上先进的北斗导航系统，并且提高这些细胞的战斗力。这种嵌合抗原受体与癌细胞表面的抗原相结合，激活 T 细胞并引导它们攻击肿瘤细胞。

　　CAR-T 治疗通常分为以下几个步骤。

　　（1）从患者体内提取 T 细胞。

　　（2）在实验室中，利用基因工程技术将 CAR 蛋白质导入这些 T 细胞中。

　　（3）增殖这些重新设计过的 T 细胞数量。

　　（4）将这些 T 细胞输回患者体内，让它们开始攻击肿瘤细胞。

　　CAR-T 治疗是一种革命性的癌症治疗方法，对于一些传统治疗方式难以治疗的恶性肿瘤，如急性淋巴细胞白血病和非霍奇金淋巴瘤等，已经显示出良好的疗效。一些研究表明，CAR-T 细胞疗法可显著提高患者的生存率和治愈率，并且可以在治疗失败或耐药的情况下，为患者提供新的治疗机会。

常见的 B 细胞淋巴瘤，像弥漫大 B 细胞淋巴瘤、滤泡性淋巴瘤的肿瘤细胞都有 CD19 这个靶点。因此，CD19 被设计成 CAR-T 细胞的系统定位的目标。传统化疗的方法在杀伤肿瘤细胞的同时，正常细胞也会被误杀。但是 CAR-T 细胞因为带着特定的导航系统，可以对肿瘤细胞进行专门的靶向杀伤，对于正常组织的损伤得以减低。目前适应证包括经过二线及以上治疗的承认大 B 细胞淋巴瘤，对标准一线治疗原发耐药或治疗后 12 个月内复发的大 B 细胞淋巴瘤，经过二线及以上治疗的 1-3a 级滤泡性淋巴瘤。

然而，这种治疗方法也存在一些潜在的风险和不良反应，如细胞因子释放综合征和神经系统不良反应等。因此，接受 CAR-T 治疗的患者需要在专业医生的指导下进行，并接受密切监测。

（刘涛）

淋巴瘤的放疗价值

放射治疗是一种使用高能辐射杀死癌细胞的医疗技术。它的主要原理是利用高能辐射杀死或阻止癌细胞的生长和分裂。通常，放射治疗会使用 X 射线、γ 射线或质子束等高能辐射，直接照射患者体内的肿瘤部位，以达到杀灭或减少肿瘤细胞的目的。放射治疗的具体方式和剂量根据不同的患者和不同的肿瘤类型而异。放射治疗可以用于治疗早期或晚期的癌症，也可以用于减少癌症患者的疼痛或缓解其他症状。此外，放射治疗还可以用于术前治疗，以缩小肿瘤的大小，使手术更容易进行。

哪些常见淋巴瘤适合放疗？

放疗作为淋巴瘤综合治疗中的一员，结合患者病情可以显著提高某些淋巴瘤的治愈率，也可以姑息性治疗减轻局部症状。

1. 霍奇金淋巴瘤

早期霍奇金淋巴瘤在短疗程或者中等疗程的化疗后，无论是否达到完全缓解（CR），都可以接受放射治疗。晚期淋巴瘤在足量化疗后，如果有大肿块或者肿瘤残存，可行放射治疗。有些患者的肿瘤已经压迫到重要器官，比如眼睛、气管、心脏，可以通过放疗来缓解压迫症状。

2. 非霍奇金淋巴瘤

早期弥漫性大 B 细胞淋巴瘤在化疗后，局部累及部位也需做放射治疗。另外，对于某些特殊类型淋巴瘤有淋巴结外的病变（无论级别），存在结外器官的受侵，或有大肿块、肿瘤残存，也需做放射治疗。例如结外的鼻型 NKT 细胞淋巴瘤，早期患者都应做放疗，晚期患者化疗后达到 CR，也需对原发灶行放射治疗。部分惰性淋巴瘤，如早期的结外黏膜相关淋巴瘤，通过放疗就可达到治愈效果（生存率超 95%）。因而，对于年轻早期的结外黏膜相关淋巴瘤患者，推荐放疗而不是观察或其他治疗方案；对于 75 岁以上老年患者，早期可先观察。此外，早期滤泡性淋巴瘤，在化疗中也需加放射治疗，而且放疗对其是很重要的一种治疗手段。特殊部位的淋巴瘤也需要做放疗，比如原发睾丸的淋巴瘤、对侧的睾丸需要做照射，以防转移复发。颅内的淋巴瘤，也需做放疗。比如大剂量甲氨蝶呤化疗后有肿瘤残存，或者化疗后达到 CR，也可根据情况给予全脑照射。晚期肿瘤存在压迫症状时可以通过放疗来缓解压迫症状。

淋巴瘤经化疗后完全看不到，还需做放疗吗？

对于淋巴瘤患者，在接受化疗后，如果已经完全看不到肿瘤，通常也需要考虑接受放疗的治疗。虽然化疗可以有效地缩小肿瘤，甚至达到完全缓解，但不等于不复发，仍有部分患者，会在化疗前的原发病灶复发，放疗可以帮助防止癌细胞再次生长，并减少淋巴瘤复发的风险。

此外，放疗针对肿瘤残留的局部区域进行定向治疗，减少对身体其他部位的影响，从而降低患者的不良反应。像霍奇金淋巴瘤、弥漫性大 B 细胞淋巴瘤或者是结外 NK/T 细胞淋巴瘤，化疗后，很多患者 CR 或部分缓解（PR），抑或有肿瘤残存时，采取放射治疗能减少局部区域复发的机会，进一步提高患者的生存率，延长长期生存时间。

总之，淋巴瘤的放疗价值取决于多个因素，包括病变部位、病变范围、患者的年龄和身体状况等。淋巴瘤放疗的主要优点是治疗效果可靠，可以有效控制局部病灶的生长和转移。对于早期病灶和局限性病变，放疗的治疗效果更为明显。此外，放疗通常可以在较短的时间内完成，对于患者的身体负担也相对较小。但是，淋巴瘤放疗也存在一些缺点和局限性。放疗会对患者的正常组织产生一定的损伤，导致放疗区域的组织损伤，例如放疗后的皮肤炎症、黏膜炎症等，有些放疗还可能会对周围器官产生损伤，对患者的生活质量造成影响。此外，淋巴瘤放疗不能彻底清除全身的病变，对于晚期病变和广泛转移的淋巴瘤，放疗单独治疗效果较差，需要联合化疗、免疫治疗等综合治疗方式。因此，淋巴瘤放疗仍然是一种有价值的治疗手段，但需要根据患者的具体情况进行选择和权衡，综合考虑治疗效果和不良反应等因素。

（刘涛）

原发性中枢神经系统淋巴瘤的特殊治疗

原发性中枢神经系统淋巴瘤（PCNSL）是一类罕见的原发于中枢神经系统的局限于大脑、视网膜、眼睛或脊髓的结外非霍奇金淋巴瘤（NHL）。PCNSL 占所有原发性中枢神经系统肿瘤的 2%~3%，诊断时的中位年龄为 65 岁。自 20 世纪以来，PCNSL 的总体发病率持续升高，尤其是在老年人群中。发病和机体免疫状态密切相关。和颅外非霍奇金淋巴瘤相比，PCNSL 具有更强的增殖能力、侵袭性强、复发风险高、预后差等特征。由于血脑屏障的存在，传统用于治疗系统性淋巴瘤的化疗药物难以到达肿瘤部位，故目前用于 PCNSL 的一线标准治疗包括大剂量甲氨蝶呤（HD–MTX）联合多种药物化疗以及巩固性全脑放疗。

大剂量 MTX（methotrexate，通常根据体表面积计算 5~8 克 / 平方米）化疗是治疗原发性中枢神经系统淋巴瘤的首选方法。MTX 是一种抗代谢药物，可以通过抑制细胞分裂和 DNA 合成来抑制肿瘤细胞的生长和扩散。在大剂量 MTX 化疗中，患者需要在短时间内通过静脉注射大量的 MTX 药物，需要密切监测剂量和药物浓度，以确保患者的安全性和治疗效果。

大剂量 MTX 化疗在 PCNSL 的治疗中具有以下优点。

（1）通过直接穿过血脑屏障，MTX 可以到达中枢神经系统并杀死肿瘤细胞，对于控制 CNSL 病情非常有效。

（2）大剂量 MTX 化疗可以在短时间内快速杀死肿瘤细胞，降低肿瘤细胞的复发率。

（3）MTX 具有相对较低的毒副作用，可以减少患者治疗过程中的不适。

尽管大剂量 MTX 化疗对 CNSL 治疗非常有效，但也存在一些潜在的风险和限制。由于 MTX 在体内的半衰期较长，可能会导致剂量积累和毒副作用。使用大剂量 MTX 化疗需要密切监测和管理，以下是一些需要注意的事项。

（1）前期检查：在开始大剂量 MTX 治疗之前，患者需要进行全面的身体检查和相关的实验室检查。这些检查可以帮助医生评估患者的整体健康状况，并确定是否存在任何可能影响治疗的因素。

（2）预防并发症：大剂量 MTX 化疗可能会引起一些不良反应，如消化系统不适、肝损伤、肾损伤、口腔溃疡等。在治疗过程中需要密切监测患者的身体状况，并根据需要进行适当的治疗和预防措施。

（3）监测血清 MTX 浓度：为了确保患者的安全性和治疗效果，需要在治疗过程中监测血清 MTX 浓度，以确定药物是否被充分清除。如果药物浓度过高，可能会导致不良反应和毒性，需要及时采取相应的措施。

（4）保持充足水分摄入：在大剂量 MTX 化疗期间，患者需要保持充足的水分摄入，以帮助肾脏清除药物，减少药物的毒性和不良反应。

（5）遵循医嘱：患者需要按照医生的指示和建议进行化疗，不要随意更改用药剂量或停止治疗。在治疗过程中，需要与医生保持紧密的联系，并及时向医生报告任何不适或异常反应。

　　总之，大剂量 MTX 化疗是一种有效的治疗原发中枢神经系统淋巴瘤的方法，但需要密切监测和管理。患者应该注意以上事项，并遵循医生的指示和建议进行治疗。

（刘涛）